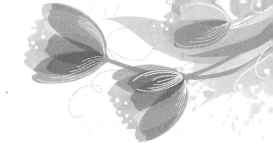

专家教您防治消化性溃疡

ZHUANJIA JIAONIN FANGZHI XIAOHUAXING KUIYANG

主 编 郑 亮 何 镔

U0189235

中国科学技术出版社
·北 京·

图书在版编目（CIP）数据

专家教您防治消化性溃疡 / 郑亮，何镔主编. —北京：中国科学技术出版社，2018.8

ISBN 978-7-5046-7998-7

Ⅰ.①专…　Ⅱ.①郑…②何…　Ⅲ.①消化性溃疡—防治　Ⅳ.①R573.1

中国版本图书馆CIP数据核字（2018）第070317号

策划编辑	崔晓荣	
责任编辑	崔晓荣　高　磊	
装帧设计	鸿城时代	
责任校对	杨京华	
责任印制	马宇晨	

出　　版	中国科学技术出版社
发　　行	中国科学技术出版社发行部
地　　址	北京市海淀区中关村南大街16号
邮　　编	100081
发行电话	010-62173865
传　　真	010-62173081
网　　址	http://www.cspbooks.com.cn

开　　本	720mm×1000mm　1/16
字　　数	175千字
印　　张	10.5
版　　次	2018 年 8 月第 1 版
印　　次	2018 年 8 月第 1 次印刷
印　　刷	北京盛通印刷股份有限公司
书　　号	ISBN 978-7-5046-7998-7/R・2243
定　　价	30.00元

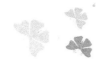
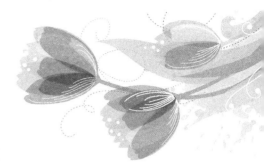

内容提要

　　本书首先从消化性溃疡的基础知识谈起，详细介绍了起居养生、合理饮食、经常运动、心理调适对防治消化性溃疡的作用，重点讲述了消化性溃疡的中、西医药物的治疗方法，最后强调了预防消化性溃疡的重要性。编者在本书中着重选答了患者经常询问的问题，为读者提供了可靠、实用的防病治病知识。适合基层医师业务学习，也可供消化性溃疡患者及其家属阅读参考。衷心希望这本书能成为消化性溃疡患者恢复健康的好帮手。

《专家教您防治消化性溃疡》编委会

主　编　郑　亮　何　镔

副主编　刘史佳　谢英彪　史亚祥

　　　　刘万里　王媛媛

编　委　田　野　李保良　李　镇

　　　　陈泓静　姜正艳　章一凡

　　　　彭　雯　戴高中

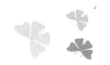
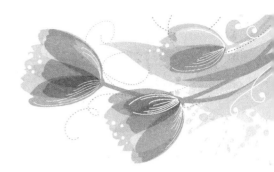

前　言

　　消化性溃疡是一种多发病、常见病，主要指发生于胃和十二指肠的慢性溃疡，又称胃、十二指肠溃疡。溃疡的形成有各种因素，其中酸性胃液对黏膜的消化作用是溃疡形成的基本因素。近年来的研究表明，胃酸分泌过多，幽门螺杆菌感染和胃黏膜保护作用减弱等因素是引起消化性溃疡的主要环节，胃排空延缓和胆汁反流、胃肠肽的作用、遗传因素、药物因素、环境因素和精神因素等，都和消化性溃疡的发生有关。

　　消化性溃疡是一种具有反复发作倾向的慢性病，病程长者可达一二十年；但经多次发作后不再发作者也不在少数，许多患者尽管一再发作，然后始终无并发症发生；也有不少患者症状较轻而不被注意，或不经药物治疗而自愈。高龄患者一旦并发大量出血，病情常较凶险，不经恰当处理，病死率高；球后溃疡较多发生大量出血和穿孔，消化性溃疡并发幽门梗阻、大量出血者，以后再发生幽门梗阻和大量出血的机会增加，少数胃溃疡患者可发生癌变，其预后不良。

　　祛除和避免诱发消化性溃疡的发病因素极为重要，如精神刺激、过度劳累、生活无规律、饮食不调、吸烟与酗酒等。消化性溃疡经药物治疗后达到症状缓解、溃疡愈合，仍需要继续给予维持量的药物治疗1~2年，对预防溃疡复发有积极意义。幽门螺杆菌相关性胃、十二指肠溃疡，在应用降低胃酸药物的同时，给予有效的抗菌药物，根除幽门螺杆菌感染也是预防溃疡复发的重要环节。

本书从消化性溃疡的基础知识谈起，详细介绍了起居养生、合理饮食、经常运动、心理调适对防治消化性溃疡的作用，重点讲述了消化性溃疡的中、西药疗法，最后强调了预防消化性溃疡的重要性。

　　衷心希望本书能成为消化性溃疡患者恢复健康的好帮手。

作者

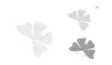

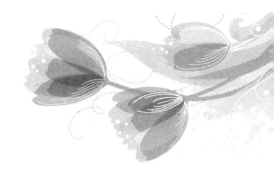

目　录

一、看清消化性溃疡的真面目

❋ 1. 什么是消化系统

消化系统由消化道和消化腺两部分组成。消化道是一条起自口腔，延续咽、食管、胃、小肠、大肠，到肛门的很长的肌性管道，其中经过的器官包括口腔、咽、食管、胃、小肠（十二指肠、空肠、回肠）及大肠（盲肠、结肠、直肠）等。消化腺有小消化腺和大消化腺两种。小消化腺散在消化管各部的管壁内，大消化腺有三对唾液腺（腮腺、下颌下腺、舌下腺）、肝和胰，它们均借助导管，将分泌物排入消化管内。

（1）口腔与食管：口腔是消化道和呼吸系统的入口，其内覆盖有黏膜层，位于两颊、舌下和颌下的唾液腺的腺管都开口于此。舌位于口腔底部，其功能是感觉食物的味道和搅拌食物。口腔后下是咽部。食物味道是由舌表面的味蕾感知的，味觉相对较简单，仅能区别甜、酸、咸和苦味，而嗅觉要复杂得多，可以区别各种微小差异的气味。食物经前方的牙齿（切牙）切断和后面的牙齿（磨牙）嚼碎成为易于消化的小颗粒。唾液腺分泌的唾液带有消化酶覆盖于这些颗粒表面，并开始消化。在未进食时，唾液的流动可洗掉那些能引起牙齿腐蚀和其他疾病的细菌。唾液还含有一些抗体和酶，如溶菌酶，可分解蛋白质和直接杀灭细菌。吞咽由主动开始，并自动持续下去。吞咽时，一小片肌肉（会厌）关闭，以防止食物经气道（气管）进入肺，口腔顶的后部分（软腭）升高以防止食物进入鼻腔。

食管是一个内覆有黏膜层的薄壁肌肉管道，连接着咽部和胃。食物在食管的推进不是靠重力，而是靠肌肉有节律地收缩和松弛，称为蠕动。

（2）胃：胃是一个大的蚕豆形肌性空腔脏器，包括三部分：贲门、胃体和胃窦。食物通过能开闭的环状肌肉（括约肌），从食管进入胃内。此括约肌能防止胃内容物反流到食管。通过蠕动搅磨食物，使食物与胃液充分混合。胃是储存食物的器官，可有节律地收缩，并使食物与酶混合。胃表面的细胞分泌三种重要物质：黏液、盐酸和胃蛋白酶（一种能分解蛋白质的酶）前体。黏液覆盖于胃的表面，保护其免受盐酸和酶的损伤。任何原因造成此黏液层破坏，如幽门螺杆菌感染或阿司匹林都能导致损伤，发生胃溃疡。盐酸提供了一种胃蛋白酶分解蛋白所需要的高酸环境。胃内高酸还能杀灭大多数细菌而成为一种抵御感染的屏障。到达胃的神经冲动、胃泌素（胃释放的一种激素）和组胺（胃释放的一种活性物质）都能刺激胃酸的分泌。胃蛋白酶大约能分解食物中10%的蛋白质，它是唯一能消化胶原的酶。胶原是一种蛋白质，是肉食的一种主要成分。仅有少数几种物质，如酒精和阿司匹林能从胃直接吸收，但仅能小量吸收。

（3）小肠：胃运送食物到第一段小肠即十二指肠。经幽门括约肌进入十二指肠的食物量受小肠消化能力的调节。若食物已充满，则十二指肠会发出信号使胃停止排空。十二指肠接受来自胰腺的胰酶和来自肝脏的胆汁。这些消化液通过奥迪括约肌的开口进入十二指肠，它们在帮助食物消化和吸收中起着重要作用。肠道通过蠕动来搅拌食物，使其与肠的分泌液混合，也有助于食物消化和吸收。十二指肠最开始的10厘米左右表面光滑，其余部分都有皱褶、小突起（绒毛）和更小的突起（微绒毛）。它们显著地增加了十二指肠表面面积，有利于营养物质的吸收。位于十二指肠以下的其余小肠分为两部分，即空肠和回肠，前者主要负责脂肪和其他营养物质的吸收。同样，肠表面的皱褶、绒毛和微绒毛所形成的巨大表面积使其吸收功能大大增强。小肠壁血供丰富，它们运载着肠道吸收的营养

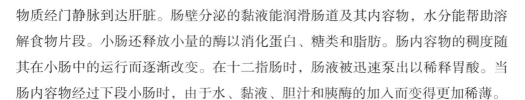

物质经门静脉到达肝脏。肠壁分泌的黏液能润滑肠道及其内容物，水分能帮助溶解食物片段。小肠还释放小量的酶以消化蛋白、糖类和脂肪。肠内容物的稠度随其在小肠中的运行而逐渐改变。在十二指肠时，肠液被迅速泵出以稀释胃酸。当肠内容物经过下段小肠时，由于水、黏液、胆汁和胰酶的加入而变得更加稀薄。

（4）胰腺：胰腺有两种基本的组织成分，即分泌消化酶的胰腺腺泡和分泌激素的胰岛。消化酶进入十二指肠，而激素进入血液。消化酶由胰腺腺泡产生，再经各种小管汇集到胰管，后者在奥迪括约肌处加入胆总管，故胰酶与胆汁在此处汇合，再一并流入十二指肠。胰腺分泌的酶能消化蛋白质、糖类和脂肪。分解蛋白质的酶是以无活性的形式分泌出来的，只有到达肠腔时才被激活。胰腺还分泌大量的碳酸氢盐，通过中和从胃来的盐酸保护十二指肠。胰腺分泌的激素有三种：胰岛素，作用是降低血中糖（血糖）的水平；胰高血糖素，作用是升高血糖水平；生长抑素，抑制上述两种激素的释放。

（5）肝脏：肝脏是一个有多种功能的大器官，仅某些功能与消化有关。食物的营养成分被吸收进入小肠壁，而小肠壁有大量的微小血管（毛细血管）供血。这些毛细血管汇入小静脉、大静脉，最后经门静脉进入肝脏。在肝脏内，门静脉分为许许多多细小的血管，流入的血液即在此进行处理。肝脏对血液的处理有两种形式：清除从肠道吸收来的细菌和其他异物；进一步分解从肠道吸收来的营养物质，使其成为身体可利用的形式。肝脏高效率地进行这种身体所必需的处理过程，使富含营养物质的血液流入体循环。肝脏产生的胆固醇占全身胆固醇的50％，另50％来自食物。肝脏产生的胆固醇大约80％用于制造胆汁。肝脏也分泌胆汁，储存于胆囊供消化时用。胆汁无法起到消化作用，但可以促进脂肪乳化，有利于脂肪的消化和吸收。

（6）胆囊与胆道：胆汁流出肝脏后，经左右肝管流入两者合并而成的肝总管。肝总管与来自胆囊的胆囊管汇合成胆总管。胰管就是在胆总管进入十二指肠处汇合到胆总管的。未进餐时，胆盐在胆囊中浓缩，仅有小量胆汁来自肝脏。当食物进入十二指肠时，通过一系列的激素和神经信号引起胆囊的收缩，胆汁则被排入十二指肠，并与食物混合。胆汁有两个重要功能：帮助脂肪消化和吸收；使体内的一些废物排出体外，特别是红细胞衰老破坏所产生的血红蛋白和过多的胆固醇。胆汁具有以下特别作用：①胆盐增加了胆固醇、脂肪和脂溶性维生素的溶解性，从而有助于它们的吸收。②胆盐刺激大肠分泌水，从而有助于肠内容物在其中的运行。③红细胞破坏后的代谢废物胆红素（胆汁中的主要色素）在胆汁中被排出。④药物和其他废物在胆汁中排出，随后被排出体外。⑤在胆汁的功能中起重要作用的各种蛋白质也分泌入胆汁。⑥胆盐被重吸收进入小肠壁，继而被肝脏摄取，然后又被分泌进入胆汁。这种胆汁的循环称为肠肝循环。体内的所有胆盐一天循环10～12次。在每一次经过肠道时，小量的胆盐会进入结肠，并由细菌将其分解为各种成分。一些成分被再吸收，其余随粪便排出体外。

（7）大肠：大肠由升结肠（右侧）、横结肠、降结肠（左侧）和乙状结肠组成，后者连接直肠。阑尾是一较小的、手指状小管，突出于升结肠靠近大肠与小肠连接的部位。大肠也分泌黏液，并主要负责粪便中水分和电解质的吸收。肠内容物到达大肠时是液体状，但当它们作为粪便到达直肠时通常是固体状。生长在大肠中的许多细菌能进一步消化一些肠内容物，有助于营养物质的吸收。大肠中的细菌还能产生一些重要物质，如维生素K。这些细菌对健康肠道的功能是必需的。一些疾病和抗生素能破坏大肠中各种细菌间的平衡，产生炎症，导致黏液和水分泌的增加，引起腹泻。

（8）直肠与肛门：直肠是紧接乙状结肠下面的管腔，止于肛门。通常，由于粪便储存于降结肠内，故直肠腔是空的。当降结肠装满后，粪便就会排入直肠，引起便意。成年人和年长儿童可忍住便意，一直到他们到达厕所。婴儿和年幼儿童则缺少这种为推迟排便所必需的肌肉控制。肛门是消化道远端的开口，废物就由此排出体外。肛门，部分由肠道延续而成，部分则由体表所组成，包括皮肤。肛门内面是肠黏膜的延续。肛门的环状肌肉（肛门括约肌）使肛门保持关闭。

❋2. 上、下消化道是如何区分的

上、下消化道的区分是人为的，它是根据其在Treitz韧带的位置不同而分的。位于此韧带以上的消化管道称为上消化道，Treitz韧带以下的消化管道称为下消化道。Treitz韧带，又称十二指肠悬韧带，从膈肌右角有一束肌纤维索带向下与十二指肠空肠曲相连，将十二指肠空肠固定在腹后壁。Treitz韧带为确认空肠起点的重要标志。

上消化道由口腔、咽、食管、胃和十二指肠组成。

下消化道由空肠、回肠和大肠组成。

✱ 3. 消化系统有什么生理功能

消化系统的基本生理功能是摄取、转运、消化食物和吸收营养、排泄废物，这些生理功能的完成有利于整个胃肠道协调的生理活动。

食物通过消化和吸收，提供机体所需的物质和能量。食物中的营养物质除维生素、水和无机盐可以被直接吸收利用外，蛋白质、脂肪和糖类等物质均不能被机体直接吸收利用，需在消化管内被分解为结构简单的小分子物质，才能被吸收利用。食物在消化管内被分解成结构简单、可被吸收的小分子物质的过程就称为消化。这种小分子物质透过消化管黏膜上皮细胞进入血液和淋巴液的过程就是吸收。对于未被吸收的残渣部分，消化道则通过大肠以粪便形式排出体外。

消化包括机械性消化和化学性消化两种形式。食物经过口腔内的咀嚼，牙齿的磨碎，舌的搅拌，吞咽，胃肠肌肉的活动，将大块的食物变成碎小的，使消化液充分与食物混合，并推动食团或食糜下移，从口腔推移到肛门，这种消化过程称机械性消化，或物理性消化。化学性消化是指消化腺分泌的消化液对食物进行化学分解而言。由消化腺所分泌的消化液，将各种复杂的营养物质分解为肠壁可以吸收的简单的化合物，如糖类分解为单糖，蛋白质分解为氨基酸，脂类分解为甘油及脂肪酸。然后这些分解后的营养物质被小肠（主要是空肠）吸收进入体内，进入血液和淋巴液。这种消化过程称化学性消化。

机械性消化和化学性消化两种功能同时进行，共同完成消化过程。

❋ 4. 什么是食物的消化、吸收

食物的消化和吸收需要通过消化系统各个器官的协调合作来完成的。

我们日常所吃的食物中的营养成分，主要包括糖类、蛋白质、脂肪、维生素、无机盐和水，除了维生素、无机盐和水可直接吸收外，蛋白质、脂肪和糖类都是复杂的大分子有机物，均不能被直接吸收，必须先在消化道内经过分解，成为结构简单的小分子物质，才能通过消化道的黏膜进入血液，送到身体各处，供组织细胞利用。食物在消化道内的这种分解过程称为"消化"。食物经过消化后，通过消化管黏膜上皮细胞进入血液循环的过程称为"吸收"。消化和吸收是两个紧密相连的过程。

消化又包括机械性消化和化学性消化。机械性消化是通过消化管壁肌肉的收缩活动，将食物磨碎，使食物与消化液充分混合，并使消化了的食物成分与消化管壁紧密接触而便于吸收，使不能消化的食物残渣由消化道末端排出体外。化学性消化是通过消化腺分泌的消化液对食物进行化学分解，使之成为可被吸收的小分子物质的过程。在正常情况下，机械性消化和化学性消化是同时进行、互相配合的。

食物的消化是从口腔开始的。食物在口腔内以机械性消化（食物被磨碎）为主，因为食物在口腔内停留时间很短，故口腔内的消化作用不大。食物从食管进入胃后，即受到胃壁肌肉的机械性消化和胃液的化学性消化作用，此时，食物中的蛋白质被胃液中的胃蛋白酶（在胃酸参与下）初步分解，胃内容物变成粥样的食糜状态，小量、多次通过幽门向十二指肠推送。食糜由胃进入十二指肠后，开始了小肠内的消化。食物在小肠内受到胰液、胆汁和小肠液的化学性消化及小肠的机械性消化，各种营养成分逐渐被分解为简单的可吸收的小分子物质在小肠内吸收。因此，食物通过小肠后,消化过程已基本完成，只留下难以消化的食物残渣，从小肠进入大肠。大肠无消化作用，仅具有一定的吸收功能，吸收少量水、无机盐和部分维生素。

淀粉在口腔内由唾液初步消化为麦芽糖。在小肠中由肠液及胰液消化为葡萄糖，全部被毛细血管吸收。蛋白质在胃中由胃液初步消化为多肽，在小肠中由肠

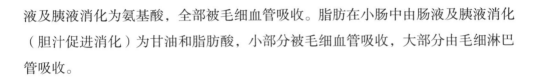

液及胰液消化为氨基酸，全部被毛细血管吸收。脂肪在小肠中由肠液及胰液消化（胆汁促进消化）为甘油和脂肪酸，小部分被毛细血管吸收，大部分由毛细淋巴管吸收。

✳ 5. 什么是消化性溃疡

消化性溃疡主要指发生于胃和十二指肠的慢性溃疡，是一种多发病、常见病。溃疡的形成有各种因素，其中酸性胃液对黏膜的消化作用是溃疡形成的基本因素，因此而得名。酸性胃液接触的任何部位，如食管下段、胃肠吻合术后吻合口、空肠及具有异位胃黏膜的Meckel憩室，绝大多数的溃疡发生于十二指肠和胃，故又称胃、十二指肠溃疡。

胃溃疡是指发生于贲门与幽门之间的炎性坏死性病变。机体的应激状态、物理和化学因素的刺激、某些病原微生物的感染都可引起胃溃疡。胃溃疡可发生于任何年龄，以45～55岁最多见，在性别上，男性和女性基本相同，男性患者相对较多。

十二指肠溃疡与胃溃疡同属于上消化道溃疡。十二指肠溃疡是指胃酸和胃蛋白酶接触的十二指肠黏膜，发生局限性的超过黏膜肌层的溃破。溃疡常发生在十二指肠球腔内，所以习惯上也称之为十二指肠球部溃疡。这是胃肠道疾病中最常见的器质性病变，慢性者远比急性者多见，且易复发。十二指肠溃疡的发病率很高，有人估计约有10％的人在一生中的某个时期患有十二指肠溃疡。男性的发病率比女性高。55～64岁为最高发病年龄组。

过去认为，溃疡的形成和发展与胃液中胃酸和胃蛋白酶的消化作用有关，故由此而得名。本病可发生于胃肠道与酸性胃液可接触到的任何部位。但约98％发生于十二指肠和胃，故又称胃、十二指肠溃疡。事实上胃酸和胃蛋白酶只是溃疡病形成的主要原因之一，还有其他原因可以形成溃疡病。由于消化性溃疡和十二指肠溃疡的病因和临床症状有许多相似之处，医生有时难以区分是消化性溃疡还是十二指肠溃疡，因此往往诊断为消化性溃疡。如能明确溃疡部位在胃或十二指肠，就可直接诊断为胃溃疡或十二指肠溃疡。溃疡病以反复发作的节律性上腹痛为临床特点，常伴有嗳气、返酸、胃灼热、嘈杂等感觉，甚至还有恶心、呕吐、呕血、便血。在胃肠局部范围内有圆形、椭圆形慢性溃疡。

溃疡病多以上腹部节律性、周期性疼痛为主要特征。但有些患者虽有胃黏膜溃疡，却缺乏上腹部节律性疼痛的症状，临床上把它称为无痛性溃疡病，其中90％以上是老年人。老年人无痛性溃疡病的病因目前尚不十分清楚，多数专家认为，可能是随着年龄的增长疼痛阈降低的缘故，但也有人认为可能是由于老年人以往较多使用非甾体消炎药物，从而掩盖了溃疡病疼痛的症状。老年人无痛性溃疡病虽然疼痛不明显，病程短，但发生出血、穿孔和癌变者却较多。消化性溃疡好发于与泌酸区（主要是胃体）相毗邻的胃窦小弯部，发生于后壁者较前壁者更为多见。有时也见于大弯和幽门部，而发生于胃体或胃大弯者甚少见。胃大部切除术后发生的吻合口溃疡，则多发生于耐酸性较差的吻合口空肠侧。

✳6. 消化性溃疡疼痛有什么特点

（1）长期性：由于溃疡发生后可自行愈合，但每于愈合后又好复发，故常有上腹疼痛长期反复发作的特点。整个病程平均6～7年，有的可长达一二十年，甚至更长。

（2）周期性：上腹疼痛呈反复周期性发作，乃为此种溃疡的特征之一，尤以十二指肠溃疡更为突出。中上腹疼痛发作可持续几天、几周或更长，继以较长时间的缓解。全年都可发作，但以春、秋季节发作者多见。

（3）节律性：溃疡疼痛与饮食之间的关系具有明显的相关性和节律性。在一天中，凌晨3时至早餐的一段时间，胃酸分泌最低，故在此时间内很少发生疼痛。十二指肠溃疡的疼痛好在两餐之间发生，持续不减直至下餐进食或服制酸药物后缓解。一部分十二指肠溃疡患者，由于夜间的胃酸较高，尤其在睡前曾进餐者，疼痛可发生在半夜。胃溃疡疼痛的发生较不规则，常在餐后1小时内发生，经1～2小时后逐渐缓解，直至下餐进食后再复出现上述节律。

（4）疼痛部位：十二指肠溃疡的疼痛多出现于中上腹，或在脐上方，或在脐上方偏右处；胃溃疡疼痛的位置也多在中上腹，但稍偏高处，或在剑突下和剑突下偏左处。疼痛范围约数厘米直径大小。因为空腔内脏的疼痛在体表上的定位一般不十分确切，所以，疼痛的部位也不一定准确反映溃疡所在解剖位置。

（5）疼痛性质：多呈钝痛、灼痛或饥饿样痛，一般较轻而能耐受，持续性剧痛提示溃疡穿透或穿孔。

（6）影响因素：疼痛常因精神刺激、过度疲劳、饮食不慎、药物影响、气候变化等因素诱发或加重；可因休息、进食、服制酸药、以手按压疼痛部位、呕吐等方法而减轻或缓解。

消化性溃疡除中上腹疼痛外，尚可有唾液分泌增多、胃灼热感、反胃、嗳酸、嗳气、恶心、呕吐等其他胃肠道症状。食欲多保持正常，但偶可因食后疼痛发作而惧食，以致体重减轻。全身症状可有失眠等神经官能症的表现，或有缓脉、多汗等自主神经系统不平衡的症状。消化性溃疡发作期，中上腹部可有局限性压痛，程度不重，其压痛部位多与溃疡的位置基本相符。

✳ 7. 消化性溃疡的诱发因素有哪些

消化性溃疡的发生主要是胃黏膜损害因素和黏膜保护因素之间失去了平衡，但主要是防御因素缺陷所致。因为一些消化性溃疡患者的胃酸基础分泌量和最大分泌量均与正常人相似，甚至低于正常人；一些胃黏膜保护药物虽无减少胃酸的作用，却可以促进溃疡的愈合；一些损伤胃黏膜的药物可引起消化性溃疡，以及实验动物不断从胃腔吸去黏液可导致消化性溃疡等事实，均提示消化性溃疡的发生起因于胃黏膜的局部损害。由于胃黏膜局部的缺陷，不能有效地对抗胃酸和胃蛋白酶的侵蚀和消化作用，而致溃疡发生。胃酸、胃蛋白酶在消化性溃疡的形成中起决定性作用。胃黏膜屏障的破坏、胃幽门运动功能的减弱、十二指肠液的反流、幽门螺杆菌感染是消化性溃疡形成的条件。上述各种致病因素的相互联系与综合作用，构成了消化性溃疡发病机制中的各个环节。

近百年来，世界各国对溃疡病的发病原因和发病机制都在进行不断地研究和探讨，并已有数十种学说，几种主要的学说有创伤学说、血管学说、炎症学说、消化学说、自主神经不平衡学说、皮层内脏学说、感染学说、组织酸中毒学说、维生素缺乏学说、神经营养学说、变态反应学说、遗传学说、内分泌学说，等等。这些学说都有一定的根据，但也有一些片面之处。事实上，消化性溃疡的发病原因并非一种，而是有多种因素。溃疡是否形成，则取决于促成溃疡的因素和抵抗溃疡的因素相互斗争的结果。已知的因素有以下几种。

（1）壁细胞群：在十二指肠溃疡的发病机制中，胃酸分泌过多起着十分重要的作用。十二指肠溃疡患者的基础胃酸分泌量和最大分泌量均明显高于正常人；十二指肠溃疡绝不会发生于无胃酸分泌或分泌很少的人。胃酸是由胃的壁细胞分泌的，壁细胞的总数称壁细胞总体。男性正常胃的壁细胞约10亿个，女性约为8亿个。壁细胞总体增多，胃酸分泌随之增高是溃疡发生的重要因素之一；而十二指肠溃疡患者壁细胞平均数为18亿个，消化性溃疡患者平均为8亿个。男性的壁细胞数比女性的壁细胞数多，这可能是男性十二指肠溃疡发病率高的因素之一。消化性溃疡在病程的长期性、反复性、并发症的性质及胃酸减少的条件下，溃疡趋向愈合等方面均提示其发病机制与十二指肠溃疡有相似之处。

（2）黏膜的血液供应：黏膜血液供应的改变，可以降低其抵抗酸——胃蛋白酶消化的能力。由于痉挛、血栓形成、栓塞或动脉内膜炎引起的黏膜下层小的营养血管的无菌性闭塞，可以引起局限性坏死，继之溃疡形成。

（3）情绪性刺激：人的七情（喜、怒、忧、思、悲、恐、惊）所产生的情绪波动及因焦虑、怨恨、紧张等持续而强烈的精神刺激均可导致消化性溃疡的发生、复发或久治不愈。此外，社会及家庭环境的影响，如工作压力大、夫妻感情不和、子女管教困难等，亦可影响消化性溃疡的发生。在第二次世界大战期间，由于人们长期高度紧张、情绪愤恨，消化性溃疡的发病率显著提高，此为最确切的事实。

（4）黏膜抵抗力：由于绝大多数消化性溃疡患者和一些十二指肠溃疡患者的胃酸分泌并不增加，而且溃疡病活动期和缓解期，胃酸水平保持相对恒定，因此，黏膜抵抗力即胃黏膜功能的损害，使组胺分泌增多，其结果导致血管扩张，渗透增强，发生糜烂、出血甚至溃疡。

（5）地理、环境因素：消化性溃疡的发病率具有显著的地理环境的差异，如在美、英等国家，十二指肠溃疡比胃溃疡多见，但在日本则相反。在临床上，一向认为本病的发病呈明显的季节性。据国内调查，消化性溃疡的发病季节为秋冬和冬春之交。但经内镜检查发现十二指肠溃疡的检出率与季节无明显关系。而消化性溃疡的检出率明显地以6～11月为高，而春季未见明显高蜂。

（6）饮食因素：食物对胃黏膜有致物理性和化学性损害作用。暴饮暴食或不规则进食可能破坏胃酸分泌的节律性。据临床观察，烈性酒、咖啡、浓茶、辛辣调料、泡菜等食品，以及偏食、饮食过快、过烫、过冷、暴饮暴食等不良饮食习惯，均可能是本病发生的有关因素。饮酒与溃疡发生的关系密切，酒中的主要成分是酒精，它可直接造成胃黏膜损伤，形成胃炎及溃疡，特别是空腹饮酒损伤更明显。许多人饮酒后马上出现胃痛正是其直接损伤时的表现。酒精可造成人体全身抵抗力下降，胃黏膜的保护作用也减弱，容易形成溃疡。溃疡患者因为溃疡面胃黏膜缺损，胃黏膜失去对酒精的隔离作用，酒精便能直接作用于溃疡面，轻则延缓愈合，重则使溃疡加重，出现出血甚至穿孔。饮酒可破坏胃内的正常生理环境，致使细菌繁殖而溃疡生成。

（7）吸烟：吸烟与消化性溃疡有十分密切的关系。吸烟者消化性溃疡发病率明显增高，而且吸烟可延缓消化性溃疡的愈合，甚至使溃疡穿孔等并发症的发生率增加。因为吸烟可影响幽门括约肌的关闭功能而导致胆汁反流，破坏胃黏膜屏障。烟雾中尼古丁等有害物质可直接刺激胃黏膜，导致胃黏膜微血管收缩，胃黏膜供血不足。烟雾中的有害物质可直接破坏黏液层的完整性，损害部分黏膜上皮细胞，导致黏膜屏障作用下降。尼古丁可兴奋迷走神经，从而引起胃酸分泌增加，促使溃疡形成。调查表明，吸烟者的消化性溃疡的发病率显著高于不吸烟者，而在相同的有效的药物治疗条件下，溃疡的愈合率前者显著低于后者。因此，长期大量吸烟不利于溃疡愈合，也可致复发，但是否为溃疡的致病因素尚未定论。

（8）遗传因素：一些消化性溃疡具有明显的家族史，溃疡病患者的父母和子女中溃疡病的发病率相当于一般人的2～5倍，然而通常的溃疡病往往缺乏家族倾向，遗传因素在消化性溃疡发病的重要性尚不明了。如同血型一样，它同溃疡病的确切关系还不清楚。

（9）内分泌因素：肾上腺皮质类固醇很可能与溃疡的生成和再活动有关。

（10）自主神经功能紊乱：自主神经功能紊乱与消化性溃疡发病有密切的关系。自主神经功能失调，中枢紧张性增加，副交感神经张力增高，从而引起胃平滑肌和血管痉挛收缩、组织缺血，黏膜营养障碍，导致胃黏膜抵抗力减弱，从而使消化性溃疡发病率增高。迷走神经功能降低可导致胃蠕动变弱变慢，胃内容物滞留，可引起胃泌素分泌增加，在此基础上容易发生消化性溃疡。因此，自主神经功能紊乱可导致消化性溃疡的发病率增加。

（11）其他疾病：肝硬化和肺气肿时十二指肠溃疡病发病率增高，类风湿关节炎患者消化性溃疡发病率也较高。

✳ 8. 引起消化性溃疡的损害因素有哪些

（1）胃酸与胃蛋白酶：所有消化性溃疡发生在组织浸浴于酸性胃液的部位，这是它的共同特点。因而人们就联想到，化学性刺激对溃疡的发生起着重要作用。动物实验也证明，高酸作用下可产生胃溃疡，不论采用持续滴注酸性溶液入胃的方法，还是采用持续兴奋胃酸分泌的方法（如植入埋藏含有组胺的蜂蜡）。可是，在溃疡形成之前须经过长时间高浓度酸性溶液作用的阶段。大多数十二指肠溃疡患者有过度的胃酸分泌。但这种情况并不意味着溃疡仅仅由于过度胃酸分泌所引起。Levin等曾观察到十二指肠溃疡患者的胃酸分泌量，明显高于无十二指肠溃疡者的平均胃酸分泌量。但另外，胃溃疡患者的胃酸分泌量，也有的低于正常人。"无酸即无溃疡"这句老生常谈的话，1910年即有人提出，目前看来仍然是相当有道理的。虽然曾有报道消化性溃疡见于缺酸的患者，但无数资料表明，消化性溃疡基本上不致发生在缺酸状态之下，近年也有报道，游离盐酸仍然是溃疡形成的主要因素，除非最大酸排量（MAO）>12mmol/h，否则不至于发生十二指肠溃疡。胃蛋白酶是一种蛋白质消化酶，它对溃疡形成也有重要的作用。没有胃蛋白酶大概不会发生消化性溃疡。但胃蛋白酶的致溃疡作用始终不如盐酸。胃液pH增高时减弱胃蛋白酶的活性，并使之失效。胃蛋白酶的前身物

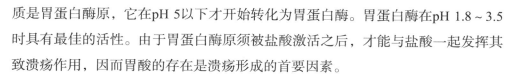

质是胃蛋白酶原，它在pH 5以下才开始转化为胃蛋白酶。胃蛋白酶在pH 1.8～3.5时具有最佳的活性。由于胃蛋白酶原须被盐酸激活之后，才能与盐酸一起发挥其致溃疡作用，因而胃酸的存在是溃疡形成的首要因素。

（2）药物性因素：除上述的胃酸与胃蛋白酶之外，有些药物也有致溃疡作用。有人曾报道服用阿司匹林治疗的患者，其胃溃疡的发生率为对照组的3倍。滥用阿司匹林的地区，胃溃疡的发病率增高，但阿司匹林与十二指肠溃疡的关系则不甚清楚。糖皮质激素与非甾体抗炎药均被认为与消化性溃疡的发病有关。致溃疡的药物还包括辛可芬、组胺、保泰松、利舍平、乙酰水杨酸、水杨酸盐、吲哚美辛、促肾上腺皮质激素和肾上腺皮质类固醇。

（3）幽门螺杆菌：幽门螺杆菌在消化性溃疡发病机制中占有一定的地位，这是各国胃肠病学家所公认的，无可怀疑的。可是，近年来，胃肠病学界中盛行着"无幽门螺杆菌便无溃疡"的新论点，他们认为消化性溃疡是一种感染性、传播性疾病。他们的主要根据是消化性溃疡与幽门螺杆菌密切相关，幽门螺杆菌感染在该病的检出率最高，达95%～100%，并且根除幽门螺杆菌后可避免消化性溃疡复发。可是，根据目前资料，尚无足够的直接证据肯定幽门螺杆菌是消化性溃疡原菌，也未能肯定消化性溃疡是一种感染性疾病。主要有以下的事实：①如果幽门螺杆菌是消化性溃疡的病原菌，何以解释在许多幽门螺杆菌感染的人并无患有消化性溃疡？②如果幽门螺杆菌是消化性溃疡的病原菌，何以解释在幽门螺杆菌感染的人群与消化性溃疡患者之间在医学统计学上有那大多差距。例如，在我国消化性溃疡患者具有显著的男性优势，患病高峰在20～50岁，但幽门螺杆菌感染并无性别分布的差异，并且老年人感染率最高。③如果幽门螺杆菌是消化性溃疡的病原菌，何以对无幽门螺杆菌杀灭作用的H_2受体拮抗剂又能治愈消化性溃疡？④如果幽门螺杆菌是消化性溃疡的病原菌，何以有些消化性溃疡是幽门螺杆菌阴性的？确实有一部分寻常的消化性溃疡患者是不存在幽门螺杆菌感染的。总之，消化性溃疡是多因性疾病，包括环境因素、工作负荷、遗传因素、微生物因素、化学性因素，甚至滥吸纸烟及其他有关因素，或这些因素的综合作用。幽门螺杆菌究竟在这些复杂因素中占有什么地位，还有待于更深入的研究。

（4）胆汁：胃溃疡患者常有胃排空延缓和幽门括约肌功能失常。幽门松弛易致十二指肠胆汁反流增加。已知胆酸盐为去污剂，反流的胆汁不但可溶解黏着于黏膜上的黏液，高浓度的胆酸盐、溶血卵磷脂还可对细胞膜产生毒性，直接损伤胃黏膜屏障，故而可以导致胃溃疡形成。

✳ 9. 消化性溃疡有哪些类型

由于不同溃疡病的发病原因和发病机制不一样，所引起的溃疡病类型也不相同。

（1）复合性溃疡：胃与十二指肠同时有溃疡存在的称之为复合性溃疡。多因先有十二指肠溃疡，引起幽门排空障碍而出现胃窦部潴留，继而发生消化性溃疡。复合性溃疡病程较长，症状较重，且易引起出血或幽门梗阻。

（2）多发性溃疡：一般溃疡病例只有一处溃疡，如有两处以上溃疡同时存在，即可称为多发性溃疡。

（3）巨大溃疡：如果溃疡直径大于2.0厘米，即称为巨大溃疡。巨大溃疡可并发胃后壁穿孔，胰腺受累及，常被误诊为胰腺癌。

（4）应激性溃疡：由于外伤、大手术、颅脑疾患、严重感染或药物等因素引起的胃肠道黏膜急性损伤、出血、糜烂和坏死而形成的溃疡。本病多于应激后10天左右发病，可发生于任何年龄，无男女差异。发病前多有外伤、大手术、严重感染等病史。常出现上消化道大出血、呕血、黑粪，发病多突然，常无前驱征兆且不易止血。此外，可有上腹痛、腹胀、恶心、呕吐、返酸等消化系统症状，但较一般胃、十二指肠溃疡病为轻。可通过胃镜检查或气钡双重造影予以确诊。治疗上除对症处理外，应积极治疗原发病。

（5）吻合口溃疡：又叫边缘溃疡，在胃或十二指肠手术后易发生，多位于吻合口，呈圆形或椭圆形溃疡，或单发或多发，一般在手术后2～3年发生。

（6）胰源性溃疡：亦称胃泌素瘤或卓-艾综合征，为胰腺B细胞瘤。主要是因为胃窦部、十二指肠的G细胞增生，分泌大量的胃泌素，而引起多发性、难治性消化性溃疡。主要症状为顽固性消化性溃疡的症状，病程长达数年至数十年，

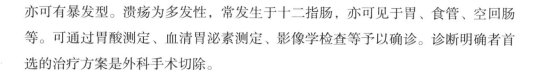

亦可有暴发型。溃疡为多发性，常发生于十二指肠，亦可见于胃、食管、空回肠等。可通过胃酸测定、血清胃泌素测定、影像学检查等予以确诊。诊断明确者首选的治疗方案是外科手术切除。

10. 什么是顽固性胃溃疡

所谓顽固性胃溃疡，就是指经过严格的内科治疗后，溃疡仍不能愈合，临床症状持续存在，或者是反复发作，以至于影响患者的日常生活与工作。顽固性胃溃疡的表现特征有：①穿透性胼胝性溃疡；②线状溃疡。

严格的内科治疗，除治疗时间外，正确的用药也是十分重要的，如应用西咪替丁治疗，要按时按量服用，不能频繁地更换药物，同时还应包括饮食治疗和适当的休息。关于严格的内科治疗的时间问题，多年来一直存在着争议，有人主张严格的内科治疗时间为连续正规用药8周；也有的人主张用药时间为3个月；更有人提出治疗时间为半年，这说明内科治疗胃溃疡有所进展。强有力的抗酸药及各种黏膜保护剂不断推出，使胃溃疡得到了及时有效的治疗，所以顽固性胃溃疡变得越来越少。根据我们的临床经验，认为胃溃疡患者经过应用抗酸药物如西咪替丁、雷尼替丁等正规治疗8周后仍不见好转，应更换其他作用更强的抗溃疡药。

如果经过3个月的系统治疗仍无效，则可认为是顽固性胃溃疡，应考虑外科治疗。

11. 什么是十二指肠溃疡

十二指肠溃疡与胃溃疡同属于上消化道溃疡。十二指肠溃疡是指胃酸和胃蛋白酶接触的十二指肠黏膜，发生局限性的超过黏膜肌层的溃破。溃疡常发生在十二指肠球腔内，所以也习惯称之为十二指肠球溃疡。这是胃肠道疾病中最常见的器质性病变，慢性者远比急性者为多见，且易复发。

十二指肠溃疡的发病率很高，有人估计约有10%的人在一生中的某个时期患有十二指肠溃疡。男性的发病率比女性高。55～64岁为最高发病年龄组。

典型的十二指肠溃疡为圆形或卵圆形，直径一般小于1cm，外观与胃溃疡相仿。溃疡的部位大多在十二指肠球腔内。十二指肠溃疡和胃溃疡一样，可分为4层。急性期溃疡，溃疡的边缘周围黏膜发炎和出血。如溃疡深达浆膜层，则炎症可波及邻近组织，引起纤维组织粘连。最后溃疡可穿过十二指肠壁进入相邻器官，特别是胰腺，发生局限性穿孔。如果穿孔不被相邻器官所阻挡，则引起腹膜炎。

十二指肠溃疡是一种慢性和反复发作的疾病，因此过去有这样的说法："溃疡一旦形成，就终身存在。"这句话虽有其一定的道理，但并不很正确，因为即使是慢性溃疡，也可获得愈合而得到长期的缓解。十二指肠溃疡大多数第一次发病是在刚过20岁之后，以后发作频率逐年增加。大多数患者在溃疡被证实前5～10年已有一些症状。少数在60岁以后才开始出现症状。一般而论，有10%～15%患者在第一次发作后不再复发。其余多在以后的5～10年内有频繁而严重的发作，但随着时间的推移又逐渐消失，特别是那些症状较轻的病例。

十二指肠溃疡的典型表现是上腹部规律性疼痛，常伴有返酸和嗳气，一般在用抗酸剂或进食后疼痛可以缓解。上述症状常表现为复发和缓解，每次发作症状持续几天至几周，间以数周或数月的无症状期。严重的十二指肠溃疡可致上消化道大出血和穿孔。

✳ 12. 什么叫顽固性十二指肠溃疡

顽固性十二指肠溃疡又称难治性溃疡。对"顽固性"一词的含义，很难定一个标准。一般来说，这种溃疡不能用一般的内科治疗方法治愈，或症状持续不退，或反复发作，影响患者的日常生活和工作。关于顽固性溃疡的形成原因有以下几种可能：①由于医师的疏忽，未能对患者进行饮食和生活上的指导，或药物治疗不当，措施不力。②有些是患者本身的问题，如未能严格遵守医嘱进行治疗，或者由于工作的关系无法按照医师的治疗方案进行。③还有些则是溃疡本身的问题，如溃疡的并发症阻碍了溃疡的愈合等。

随着治疗手段和治疗药物的进展，顽固性十二指肠溃疡越来越少，在如何确定"顽固性"这一概念上有了越来越多的争议。目前认为，顽固性十二指肠溃疡的概念是指经内科严格治疗3个月以上而无效者。奥美拉唑对治疗顽固性十二指肠溃疡有一定疗效。

✳ 13. 什么叫巨大十二指肠溃疡和球后十二指肠溃疡

溃疡直径大于3厘米者称巨大十二指肠溃疡，有的可达5~6厘米，占据整个十二指肠球腔。位于十二指肠后壁的溃疡可穿透入胰腺形成一个大的炎性肿块，患者多是超过50岁的男性，常有顽固性腹痛，疼痛的范围较大，且常放射至背部或右上腹。有的还有严重的呕吐和体重减轻，但也有无明显症状而直至出血或穿孔后才被发现者。在X线片上巨大的龛影可被误认为十二指肠球部。

此症易发生大出血和穿孔等并发症，如不认识而未及时进行手术，则死亡率很高。如无并发症可先行内科治疗，但患者必须住院。一般应选用较强的抗溃疡药物如雷尼替丁150mg，每日2次；法莫替丁20mg，每日2次；奥美拉唑20mg，每日1~2次，等等。治疗3~4周后重复胃镜检查，判定疗效，如内科治疗无效应尽早手术治疗。

球后溃疡是指发生在十二指肠壶腹以上的十二指肠降段的溃疡，此溃疡常发生在后壁和内侧壁，这是一种少见的溃疡，占十二指肠溃疡的5%左右。诊断难度大，并发症多。溃疡多是慢性的，且常穿透入胰腺引起炎症粘连，使十二指肠降段固定于炎性肿块之内。症状与典型的十二指肠溃疡相同，但常发生严重而顽固的腹痛，多放射至右上腹和背部，夜间疼痛较明显，出血率比一般的十二指肠溃疡多3倍。

球后溃疡易漏诊，常规X线和内镜检查不一定能发现溃疡。如果症状典型，则应采取十二指肠镜检查。这种溃疡在内科治疗后如愈合延迟，则可手术治疗。如并发出血应早行手术，因为这种溃疡的出血往往不易为内科治疗所控制。

14. 同是十二指肠溃疡，病变部位不同有什么意义

十二指肠溃疡的发病率很高，但同是十二指肠溃疡，表现的症状也并不完全相同，这主要取决于十二指肠溃疡的发生部位。我们在胃镜上常常可以见到十二指肠溃疡有前壁、后壁、下壁之分。以前壁溃疡最为多见，占十二指肠溃疡的50%左右，其余分别位于后壁及下壁。由于十二指肠球前壁血管网丰富，所以一般认为十二指肠球前壁溃疡易合并出血；而后壁相对单薄，因此这个部位的溃疡易发生慢性穿孔。但这种认识并非绝对，出血与穿孔都主要取决于病情的发展快慢和具体情况。

大多数十二指肠溃疡通过X线或胃镜检查可以做出诊断。特别是胃镜对十二指肠球前壁的溃疡较易发现，而漏诊的往往是十二指肠球后的溃疡，这与操作胃镜的医师的经验有直接关系。如果溃疡在后壁，特别是穿透性溃疡，疼痛往往较剧烈而放射至背部。球后溃疡和幽门管的溃疡，疼痛常可放射至右上腹部。所以胃镜检查阴性，但临床症状典型的患者，不要轻易否定十二指肠溃疡的诊断，而应仔细观察，并可用抗酸剂试验治疗。常用的药物有西咪替丁0.2g，每日3次，0.4g，每晚1次口服；或用雷尼替丁150mg每12小时服1次；一般治疗3天到1周。如果是溃疡，腹痛等症状会明显减轻，必要时可请有经验的医师重复胃镜检查，这样即可明确诊断。不同部位的十二指肠溃疡在内科治疗方法上大致相同。

15. 什么情况下的十二指肠溃疡应想到胃泌素瘤的存在

当遇到患者有上消化道多发性溃疡、球部远端溃疡，内科治疗无效，手术后溃疡迅速复发及巨大溃疡时，均应考虑是否有胃泌素瘤的可能。目前有效的诊断手段仍为胃液分析和血清胃泌素水平的测定。

胃泌素是由胃窦部及十二指肠近端黏膜中G细胞分泌的一种胃肠激素，主要刺激壁细胞分泌盐酸，还能刺激胰液和胆汁的分泌，也有轻微地刺激主细胞分泌胃蛋白酶原等作用。用放射免疫法测得空腹血清胃泌素，正常人约为15ng/L，最多不宜超过100ng/L。十二指肠溃疡患者空腹血清胃泌素含量与正常人相似，但

试餐后其血清胃泌素含量比正常人高。这可能与十二指肠溃疡患者的反馈机制发生障碍有关。另外，胃泌素瘤、无胃酸的萎缩性胃炎和恶性贫血的患者，血清胃泌素也会很高，所以测定血清胃泌素有助于这些疾病的鉴别诊断。

胃泌素瘤又叫卓-林二氏综合征。它的特点是过高胃泌素血症伴大量胃酸分泌和上消化道慢性难治性溃疡，有时可伴有腹泻。胃液分析的基础游离盐酸分泌量与最大游离盐酸分泌量的比值大于60％。

✳ 16．十二指肠溃疡患者反酸呕吐是怎么回事

反酸在十二指肠溃疡患者是一个很常见的症状。反酸是由于十二指肠溃疡患者过多的胃酸反流入口腔而形成的现象。绝大多数十二指肠溃疡患者，胃酸分泌都超过正常人，称高胃酸分泌状态。这是因为十二指肠溃疡患者胃壁细胞对刺激的反应高，无论基础游离胃液分泌量还是酸度都高于正常人。有人根据十二指肠溃疡的胃酸分泌独特之处而得出"无酸即无溃疡"的结论。另外十二指肠溃疡的炎症常常波及幽门，使幽门充血、水肿，大量的胃液不能很通畅地流入小肠，加之炎症的原因使胃产生逆蠕动，胃液随逆蠕动而到食管和口腔，使患者有酸味的感觉，产生反酸现象。如果频繁呕吐大量酸臭味食物，说明十二指肠溃疡患者已出现了幽门梗阻。

反酸现象常提示十二指肠溃疡可能处于活动期，此时检测基础胃酸分泌量和最大胃酸分泌量大都能得出阳性结果，而二者的比值，如超过60％，也正是胃泌素瘤引起的十二指肠溃疡的有力证据。控制反酸的现象常是治疗溃疡的开始，常用的药物有西咪替丁、雷尼替丁、法莫替丁等。

✳ 17．什么体形的人易患十二指肠溃疡

经常可以看到在患十二指肠溃疡的患者中，以瘦高体形者为多，这一现象尤以青年男性为多见。有的医生称这些人为"溃疡病体形"。瘦高体形又称无力体形，这是指肌力与体形相对而言。这种体形的人常有胃张力低下、胃下垂，并

由此而较易引起胃酸滞留，破坏胃黏膜屏障，所以瘦高体形的人比其他人更易患十二指肠溃疡。但这一观点并非绝对，体形仅是易患十二指肠溃疡的一个因素，只要平时注意加强体育锻炼，注意胃肠保健，是完全可以避免十二指肠溃疡的发生。临床上常常看到高大的运动员其十二指肠溃疡发病率比瘦长的知识分子低得多，这一事实也说明了这一道理。所以说瘦高体形的人不必有思想负担，应该注意加强身体的锻炼，改变机体无力型的状态，并注意饮食规律化，是可以防止本病发生的。特别是已患十二指肠溃疡的瘦高体形患者，在积极药物治疗的同时，如能重视以上方面，则可避免溃疡的复发。

✳ 18. 吸烟与十二指肠溃疡的发生有关吗

提到吸烟，人们往往都知道，吸烟会引起肺部疾病，而对吸烟引起十二指肠溃疡则较为陌生。前面已经讲过吸烟可以引起胃炎、胃溃疡；同样，吸烟也可以导致十二指肠溃疡的发生。有人统计十二指肠溃疡中吸烟者占58.69％。

烟草中的主要成分尼古丁经肺吸收入血，随血流循环到达机体各个器官，它能减弱幽门括约肌张力，使十二指肠黏膜充血、发炎；还能减弱胃泌素促进胰腺分泌水和碳酸氢根的作用，降低胰液中和胃酸的能力；此外，尼古丁还能刺激胆囊收缩，使大量胆汁在幽门括约肌张力减低的情况下反流入胃，破坏胃黏膜屏障，使胃十二指肠黏膜防御能力下降，形成十二指肠溃疡。

吸烟不但能导致十二指肠溃疡的发生，而且影响到十二指肠溃疡的愈合及促使其复发。在十二指肠溃疡的治疗上，吸烟者的愈合时间比不吸烟者明显延长；在十二指肠溃疡的复发时间上，吸烟者比不吸烟者明显缩短。

✳ 19. 血型与十二指肠溃疡的发生有关吗

这一问题的回答是肯定的。血型为"O"型的人易患十二指肠溃疡。国内有人曾统计确诊为十二指肠溃疡891例，有血型记录者367例，十二指肠溃疡、胃溃疡或复合溃疡中均以"O"型血者最高，占41.96％；其次为"A"型血者，占25.01％；第三位为"B"型血者，占20.6％；而"AB"型血者最少，占12.26％。

目前认为，溃疡病与两个基因特性有关，即"ABO"血型和血型物质ABH分泌状态。血型为"O"型者易患十二指肠溃疡，比血型为"A""B"或"AB"型者高1.4倍。按血型物质分泌入唾液及其他体液与否，可把人群分为分泌者和非分泌者两类。正常人约80％为分泌者，而十二指肠溃疡患者多为非分泌者，非分泌者比分泌者的十二指肠溃疡患病率要高1.5倍。血型为"O"而又是非分泌者，则发生十二指肠溃疡的危险性更大，比"A""B"或"AB"型分泌者的十二指肠溃疡患病率高2.5倍。至于血型为"O"型和非分泌者为何易发生十二指肠溃疡，其机制目前尚不清楚，有人认为血型物质为一种具有抗原性的黏多糖，是胃黏膜屏障的组成部分，是否因其分泌减少而使黏膜防御能力降低。又有人提出是否血型为"O"而又是非分泌者即为"胃酸分泌者"，这些论点目前尚缺乏有力的证据。但是"O"型血与十二指肠溃疡有关这一事实则是存在的。

✳ 20. 玩麻将可能会诱发消化性溃疡吗

麻将原本是娱乐消遣的工具。然而由于"上班族"打麻将，多是占用大量的夜间休息时间，或周末休息时间，往往造成参与者的睡眠不足，影响了玩麻将人的生活、饮食规律；另外玩麻将时，常常处于精神紧张状态。因为生活节律的改变和精神紧张状态，久而久之便会诱发溃疡病。玩麻将会诱发溃疡病，不外乎有以下几种原因。

（1）饥饱无度，影响胃黏膜组织的更新和损伤后的修复。一些人一搓起麻将来，便将饥饱置之度外，有时是忍饥挨饿，有时狼吞虎咽，这也为诱发消化性溃疡推波助澜。要知道，食物可以中和胃酸，不正常的饮食使人体缓冲胃酸能力下降。另外吃无定时，狼吞虎咽，食物未经咀嚼细烂，便急急送到胃内，容易损伤胃黏膜。时间一久，难免要诱发溃疡病。

（2）有些人玩麻将不分白天昼夜，并且常为输赢而大喜大忧。由于生活节律的改变和精神紧张的状态可促使胃酸分泌亢进，增加胃肠肽释放，而胃肠肽也会使胃酸、胃蛋白酶分泌增加，诱发溃疡病，致使胃动脉功能性挛缩，造成胃黏膜缺血缺氧；精神过度亢奋促使肾上腺皮质激素分泌增加，也可促使胃肠肽分泌，增加胃内酸度。

✻ 21. 老年人消化性溃疡有哪些特点

老年消化性溃疡并不少见，随着年龄递增发病率有上升趋势，且有以下的特点。

（1）老年消化性溃疡的临床表现多不典型，缺乏规律性的上腹痛，多以上腹饱胀、不适等消化不良的症状，少数患者的胸骨后及腰背部疼痛为主要临床表现。据统计，老年消化性溃疡有典型症状者仅占22％，而青年溃疡病54％有典型症状，这可能与老年人胃末梢神经感觉差，合并症多有关。

（2）老年消化性溃疡的发病部位高，老年人胃体部以上溃疡发生率较高（42.39％），高于胃角、胃窦部、幽门管部，提示老年消化性溃疡好发于高位的特点。

（3）溃疡的大小：老年溃疡中巨大溃疡明显增多，所谓巨型溃疡是指胃溃疡面直径＞3cm，球溃疡面直径＞2cm为巨型溃疡。发生巨型溃疡机制尚不清楚，确诊以内镜和病理检查可靠。

（4）并发症高：上消化道出血为常见并发症，占43％，而且常有再出血；穿孔占8％，病死率高，应给予足够重视；幽门梗阻占10％。

（5）复发率高，愈合缓慢。

✻ 22. 小儿十二指肠溃疡临床表现有何特点

小儿十二指肠溃疡发生的原因和机制尚未十分清楚，可能与小儿黏膜防御机能降低、精神因素、遗传因素、幽门螺杆菌感染及某些使胃酸分泌增多的有关因素等有密切关系。

小儿十二指肠溃疡与成人十二指肠溃疡的临床表现不同，缺乏季节性疼痛发作、饥饿性周期性疼痛及典型的规律性疼痛等特征。年龄越小表现越不典型。不同年龄时期表现为不同的症状。

新生儿十二指肠溃疡不易被发现，病情轻者可自愈，病情重的可迅速发生并发症。表现为急腹症和休克等症状。

婴幼儿十二指肠溃疡多呈急性溃疡过程，症状少，少复发，常因并发穿孔或出血后才被确诊。

学龄前期儿童十二指肠溃疡，男孩多于女孩，患儿能自诉腹痛，腹痛部位不明确，有时在脐周，有时在上腹部。疼痛呈间歇性，常伴有恶心、呕吐，呕吐后疼痛可减轻。并发症少见。

学龄儿童十二指肠溃疡男孩多于女孩，呈长时期间歇性上腹隐痛，可周期性发作，有时甚至夜间痛醒。患儿常有食欲缺乏和消瘦。溃疡易复发。

大龄儿童十二指肠溃疡与成人相似，有典型的十二指肠溃疡临床表现，X线钡餐及内腔镜检查均可确诊。

✳ 23. 什么是应激性溃疡

应激性溃疡又称急性胃黏膜病变、急性出血性胃炎，是指机体在应激状态下胃和十二指肠出现急性糜烂和溃疡。引起应激性溃疡的病因很多，归纳起来主要有以下方面。

（1）严重烧伤可引起应激性溃疡。1842年，国外学者Curling首先报道了大面积烧伤患者出现胃和十二指肠溃疡出血，故对这种严重烧伤引起的急性应激性溃疡又称为Curling溃疡。

（2）颅脑疾病可引起应激性溃疡。1932年，国外学者Cllshiflg报道了颅脑肿瘤患者发生胃溃疡合并出血、穿孔，因此对颅脑损伤、脑肿瘤或颅内神经外科手术后发生的应激性溃疡称为Cushing溃疡。

（3）一些严重疾病可导致应激性溃疡。例如，呼吸衰竭、肝功能衰竭、肾衰竭、严重感染、低血容量休克、重度营养不良等，均可引起应激性溃疡。

（4）损伤胃黏膜的药物可引起应激性溃疡。这些药物主要有水杨酸类、肾上腺皮质激素、非甾体抗炎药。

（5）强烈的精神刺激也可引起应激性溃疡发生。

✳ 24. 应激性溃疡是如何形成的

由于各种应激因素作用于中枢神经和胃肠道，通过神经、内分泌系统与消化系统相互作用，产生胃黏膜病变，主要表现为胃黏膜保护因子和攻击因子的平衡失调，导致应激性溃疡形成。

（1）胃酸分泌增加：应激状态时胃酸分泌增加。动物实验和临床观察均证实颅脑损伤和烧伤后胃液中氢离子浓度增加，应用抗酸剂及抑酸剂可预防和治疗应激性溃疡。胃酸增加可与神经中枢和下视丘损伤引起的神经内分泌失调、血清胃泌素增高、颅内高压刺激迷走神经兴奋通过壁细胞和G细胞释放胃泌素产生大量胃酸有关。

（2）胃黏膜屏障破坏。有些患者在低胃酸状态下也可发生应激性溃疡，因此胃黏膜屏障的破坏是形成应激性溃疡的又一重要机制。导致胃黏膜屏障破坏的因素主要有以下方面：①胃黏膜血流改变。应激状态时，交感-肾上腺系统兴奋，儿茶酚胺分泌增加，使胃黏膜血管痉挛，并可使黏膜下层动静脉短路，流经黏膜表面的血液减少。胃黏膜缺血可造成黏膜坏死，黏膜损害程度与缺血程度有很大关系。②黏液与碳酸氢盐减少。应激状态时，交感神经兴奋，胃运动减弱，幽门功能紊乱，胆汁反流入胃。胆盐有抑制碳酸氢盐分泌作用，并能溶解胃黏液，还间接抑制黏液合成。③前列腺素水平降低。前列腺素对胃黏膜有保护作用，可刺激表层细胞腺苷环化酶受体而使环磷酸腺苷（cAMP）升高，促进胃黏液和碳酸氢盐的分泌，还能增加胃黏膜血流量，抑制胃酸分泌及促进上皮细胞更新。应激状态时，可导致前列腺素水平下降。④超氧离子的作用。应激状态时机体可产生大量超氧离子，其可使细胞完整性受到破坏，核酸合成减少，上皮细胞更新速率减慢，某些巯基的活性减低，损伤胃黏膜。⑤胃黏膜上皮细胞更新减慢。应激因素可通过多种途径使胃黏膜上皮细胞增生减慢，削弱黏膜的屏障作用。

✱ 25. 哪些类型的溃疡更易出血

更容易出血的溃疡有如下类型。

（1）胃巨大带状溃疡：也称沟状溃疡，为急性溃疡，多发生于胃体的前后壁，以后壁更为多见。溃疡与胃的纵轴相平行，溃疡深且易发生出血，溃疡底部有白苔、暴露的血管及凝血块附着。此类溃疡多与药物、应激等因素引起胃黏膜屏障破坏及局部血流障碍有关。

（2）急性胃溃疡：此病发病急，症状与急性胃炎相似，剧烈的上腹痛、恶心、呕吐，常合并有出血，表现为呕血及黑粪。溃疡多为多发性，广泛分布于胃窦及胃体部。引起因素多为饮酒、应激或药物等。

（3）胃的单纯性溃疡：又称Dieulafoy糜烂或急性孤立性胃糜烂。溃疡浅小，直径小于0.5cm，溃疡底部暴露血管，多发生于胃体或距贲门3cm范围内，老年人多见，常造成大量的反复出血。胃镜下有时可见到喷射状出血。发病原因可能与小血管畸形或动脉硬化有关。

（4）巨大溃疡：胃大于3cm的溃疡称为巨大溃疡。疼痛常不典型，且往往不能为抗酸药物完全缓解，并可发生致命性出血。巨大胃溃疡应注意与Borrmann Ⅱ型进展癌相鉴别。Borrmann Ⅱ型进展癌特点为：底部凹凸不平，苔不均匀，有的部位无苔，露出底部，常有出血或血凝块附着。边缘呈不规则隆起，弹性差，质脆易出血。周围黏膜因癌浸润造成隆起、质硬、发红、不均匀、有时呈结节状，周堤高、凹凸不平。十二指肠巨大溃疡是指直径大于2cm的溃疡。病史长久，不少病例合并有出血，且出血点不止一处，并有露出的小血管。十二指肠巨大溃疡常发生于后壁，周围有较大的闭块，且常常深侵入胰腺，疼痛剧烈且顽固。

（5）吻合口溃疡：胃十二指肠或空肠吻合术后，吻合口附近发生的溃疡称吻合口溃疡。在Billroth Ⅰ式手术，溃疡多发生于吻合口肠侧的小弯前后壁。在Billroth Ⅱ式手术，溃疡多发生于输入祥和输出祥之间的鞍状部黏膜，主要在输出祥。吻合口溃疡容易反复发作，并容易引起出血。

（6）球后十二指肠溃疡：十二指肠球部以后的黏膜皱襞变为环状形，凡发生在环形皱襞移行部及其以后的溃疡统称球后溃疡。约占溃疡病的5%。常发生于以下部位：①球后环形皱襞移行部；②降部；③乳头附近。溃疡多在后内侧壁。球后溃疡易发生出血，出血发生率为40%～70%，为球溃疡的2～4倍，而且出血严重，球后十二指肠溃疡容易漏诊，多数球后溃疡患者球部黏膜正常。由于局部狭窄和黏膜水肿、出血，内镜插入较困难。球后十二指肠溃疡发生出血时，因出血量较大，且内科治疗不易控制，应尽快及早手术治疗。

（7）急性十二指肠炎伴溃疡：此时常为多发的形状不规则的浅溃疡，多沿长轴纵行分布于球部及球后部位，常位于前壁小弯或后壁大弯侧，可有多发的小出血点，引起渗血。患者多以便血为主。

（8）胃十二指肠复合性溃疡：同时发生于胃和十二指肠的溃疡称复合性溃疡，约占溃疡病的7%。男性多见，以疼痛为主，且病史较长。临床上，复合性溃疡患者，常常先有十二指肠溃疡，后有胃溃疡，故有人认为其病因系十二指肠溃疡至幽门梗阻，从而引起胃扩张和窦部刺激，造成胃泌素的释放，胃酸分泌过多继发胃溃疡形成。但也有5%～8%的患者先有胃溃疡，而后发生十二指肠溃疡。复合性溃疡出血的发生率也增高为30%～50%，多数出血来自胃溃疡。

✳ 26. 溃疡病为什么总发生在胃和十二指肠

胃和十二指肠的功能是消化，但它并不消化自己。尽管胃酸和胃蛋白酶在胃和十二指肠内停留，把食物中的蛋白质进行初步分解；但在胃肠中身管腔的表面，却覆盖着一厚层胶冻样黏液，这种黏液具有中和胃酸、防止食物擦伤胃表层的特性，仿佛家院中筑起一道胃黏液屏障，使胃和十二指肠免受胃酸等的侵蚀。在胃的表面，还覆盖着一层胃黏膜上皮细胞，这层细胞的顶端薄膜，具有一种特殊本领，它允许一些油性的物质透入黏膜；面对酸性物质和其他一些盐类，却能拒之门外，使胃酸及胃蛋白酶无法侵蚀消化黏膜，这是另一道胃黏膜屏障。有了这两道"铜墙铁壁"，再加上胃肠黏膜细胞的脱落更新，以及胃肠具有的旺盛血运，对消化液的防御确实起着有益的作用。

可是，它有时候也会在不知不觉中损害着自己的组织，使胃壁及十二指肠壁被消化液侵蚀。比如，暴饮暴食，餐无定时，能使胃液的分泌时多时少，一片混乱；嗜食辛辣或过酸的食物，无异给胃酸的侵蚀作用火上浇油；经常饮酒，也会损害胃肠屏障。又如，长期服用阿司匹林、保泰松、吲哚美辛及肾上腺皮质激素类药物，也能诱发溃疡。此外，吸烟可使已有的消化性溃疡不易愈合；即使愈合，也还是容易复发。至于吸烟能否引起这种胃病，目前至少认为嫌疑甚大。

一般认为，胆汁的逆流入胃及胃泌素的过多分泌是其原因。胆汁，来自胆囊，流入十二指肠，然后进入小肠，起着消化脂肪的作用。如果一个人的胃、十二指肠交界处（幽门）因功能失调而致松弛，那么，胆汁就会逆流入胃，破坏胃黏膜屏障，长期如此，胃溃疡就会形成。再有，胃壁中有一种细胞，名为G细胞，它能分泌特殊的化合物，称为"胃泌素"。胃泌素的主要作用是促使胃酸的产生。有很多条件能让G细胞兴奋，如胃的某些部位太膨胀了，胃泌素可以大量生产。这往往也成为胃溃疡的成因之一。

十二指肠溃疡的发生，却又另有原因。医学家发现，产生胃酸的细胞过多，以神经内分泌的紊乱最为主要。胃酸，是来自胃的一种特殊细胞（称"壁细胞"），正常的壁细胞总数，8亿～10亿个，如果总数增多，超过1倍左右，产生大量胃酸，使十二指肠的黏膜屏障无法抵挡，受侵蚀而发病。此外，过度紧张、精神不安，导致自主神经功能失调；或者肾上腺皮质分泌太多，都能使胃酸增量，当然对十二指肠也不利。

✳ 27. 十二指肠溃疡治愈后的复发率怎样

越来越多的观点认为，十二指肠溃疡治疗和预防相结合。有人统计，如十二指肠溃疡治愈后不再用任何维持治疗，有70％～80％的患者在1年内复发，而用药物维持者的复发率也在20％～25％。现在绝大部分十二指肠溃疡经内科治疗会得到愈合，这一点似乎已不成为问题，关键是如何预防十二指肠溃疡的复发。

在十二指肠溃疡复发的问题上，个人嗜好、饮食习惯一直受到重视，如吸烟、酗酒、精神紧张等都是引起十二指肠溃疡复发的因素，所以患者一定要避免和纠正这些情况。另外应指导患者在十二指肠溃疡愈合后，仍服用维持剂量的药

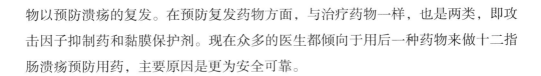

物以预防溃疡的复发。在预防复发药物方面，与治疗药物一样，也是两类，即攻击因子抑制药和黏膜保护剂。现在众多的医生都倾向于用后一种药物来做十二指肠溃疡预防用药，主要原因是更为安全可靠。

✱ 28. 为什么男性患者比女性患者多

十二指肠溃疡的发病率男女不同，男性明显高于女性。这是由于女性激素对消化性溃疡的发病有抑制性作用。一般认为，女性性腺激素，特别是黄体酮，不利于溃疡的发生。所以生育期妇女罹患十二指肠溃疡者少于绝经期妇女；妊娠期女性的发病率明显低于非妊娠期。而男性十二指肠溃疡的发病率高，则与血浆睾酮增多、黄体酮和雌二醇降低相关。近年来国内有人曾检测30例男性十二指肠溃疡患者的血浆睾酮、黄体酮和雌二醇水平，结果表明血浆睾酮在溃疡出血期、好转期与恢复期均高于正常对照组，尤以出血期为高，恢复期最低；而黄体酮在出血期最低，好转期增高，恢复期最高。雌二醇变化与黄体酮相似。上述研究结果也支持十二指肠溃疡男女两性发病率的差异，原因在于性腺激素的改变。

✱ 29. 什么是幽门螺杆菌

1983年，澳大利亚学者Marshall和Warren从慢性胃炎患者的胃窦黏液层及上皮细胞中首次分离出幽门螺杆菌。此后众多学者对慢性胃炎患者进行了大量试验研究，在 60%～90%的慢性胃炎患者的胃黏膜中培养出幽门螺杆菌，继而发现幽门螺杆菌的感染程度与胃黏膜炎症程度成正相关关系。1986年，世界胃肠病学会第八届会议上提出了幽门螺杆菌感染是慢性胃炎的重要病因之一。

幽门螺杆菌是近年来认识的一种与胃炎、胃及十二指肠溃疡等疾病密切相关的微生物。近年来的综合研究证实：该菌的感染率与胃炎及十二指肠溃疡密切相关。幽门螺杆菌感染胃及十二指肠后，在正常黏膜上不断繁殖，逐渐侵害黏膜，出现皱褶和肥厚；抑制胃液及十二指肠液的正常分泌，破坏了黏膜正常的防御功能。本菌能迅速水解尿素后又产生大量氨，氨能直接或间接地使黏膜细胞受损，

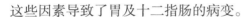

这些因素导致了胃及十二指肠的病变。

幽门螺杆菌是人体胃黏膜内的一种螺旋状的革兰阴性细菌。幽门螺杆菌菌体光滑，呈S形，有4～6条鞭毛。易黏附在幽门附近的胃窦部及胃体部的黏膜上，位于胃黏液的深层，不与胃酸直接接触。幽门螺杆菌在人与人之间通过经口途径传播，具有活力的幽门螺杆菌在河水中可存活1周。幽门螺杆菌可产生多种酶类如尿素酶、过氧化酶、蛋白酶、磷脂酯等。其中尿素酶可分解尿素产生氨，氨既保护细菌不受胃酶侵袭，又对胃黏膜细胞有直接毒性作用。过氧化酶能抑制一些杀菌物质的形成。而蛋白酶、脂肪酶等可破坏胃黏膜的完整性。幽门螺杆菌产生的空泡毒素可导致胃黏膜空泡变性。幽门螺杆菌是慢性胃炎、消化性溃疡的重要致病原因之一，并且和胃癌的发病也有着密切的关系。

✽ 30. 消化性溃疡的临床表现有哪些

每个消化性溃疡患者的症状不可能一样，仅以其中的一些症状出现。因此，临床上应根据具体情况去分析、确诊。

（1）呕血与黑便：消化性溃疡出血可引起的临床症状与失血量的多少及失血速度的快慢有密切关系。当出血50～100ml时，即可出现黑便，出血达400ml时，不但有黑便，而且可出现呕血及一系列失血的症状。持续大量出血可以导致血容量降低、贫血、组织缺氧、循环衰竭及死亡。一般幽门以下出血或胃出血少者不引起恶心、呕吐，也不发生呕血，只解黑便。如果出血量大，可引起恶心、呕血；如果血液在胃内滞留时间短，呕吐物则呈暗红色甚至鲜红色；如果血液在胃中停留时间长，氧合血红蛋白受胃酸作用变成正铁血红蛋白而呈咖啡色。胃内出血若未呕出，便排入肠道，形成黑便或柏油样便，出血量大、肠道蠕动快时可为暗红色血便。凡出现柏油样便者，即表示出血量已在60ml以上。

（2）上腹疼痛及不适感：上腹部疼痛是消化性溃疡患者最常见的症状之一。表现为慢性发作性疼痛，多为隐痛，开始往往能忍受。也可表现为钝痛或烧灼样疼痛，每次持续1～2小时可缓解，少数可持续3～4小时，多在秋末冬初发生，劳累过度，受凉后可诱发或加重。

（3）消化道症状：由于进食后不久即会出现疼痛，故一些患者产生惧食，食欲缺乏，以致体重减轻。部分消化性溃疡患者有反酸，伴有嗳气，腹胀。一般是进食前反酸明显，进食后嗳气、腹胀明显。幽门附近的溃疡患者由于溃疡周围充血、水肿，刺激幽门活动，影响胃内容物排空，导致胃潴留，或刺激胃壁出现逆蠕动，导致患者出现恶心、呕吐。有部分患者以呕吐或黑便为首发症状，还有以胃穿孔后腹部剧烈疼痛或出现板状腹而就诊的。对这些消化性溃疡的严重并发症，应立即采取紧急抢救措施，如果治疗不及时则会危及生命。

（4）血象变化：大出血初期，由于周围血管收缩与红细胞重新分布等生理调节，血红蛋白、红细胞和细胞压积的数值可无改变。在出血6~12小时后，由于组织间液体进入血循环，使血红蛋白与红细胞稀释而数值降低。出血后白细胞计数增多常在1万以上，中性白细胞亦增加。

（5）发热：中等量或大出血患者，常伴有发热，一般在24小时内即可出现，多数在38.5℃以下，持续数日至1周不等。这是由于肠腔内血液分解产物的吸收、血容量减少、贫血、体内蛋白质被破坏、循环衰竭等使体温调节中枢不稳定所致。

（6）周围循环衰竭：失血后，血容量减少，血压下降，可引起心跳加快。若出血量过多，回心血量及心输出量均减少，则可导致循环衰竭，同时呼吸功能也受到影响。由于心、脑、肾等重要器官的严重缺血、缺氧，则休克将成为不可逆的。在周围循环衰竭时，患者可表现为烦躁不安、疲乏、心慌、头痛、恶心、口渴、呼吸困难（缺氧）、皮肤苍白，有时有发绀、四肢冷厥、脉搏细弱直至不能扪及，血压降低甚至测不出。持续性大出血可造成少尿或无尿，严重的可引起急性肾衰竭。

（7）氮质血症：许多溃疡病患者在大出血后的最初几天内出现氮质血症。当继续出血时，血中氮的含量也逐渐增高。这一方面是由于溃疡出血，肠腔中的血液蛋白质经消化分解产物被吸收入血，引起氮质血症；另一方面是大出血可引起肾功能减退，不能排出氮质，因而产生氮质血症。

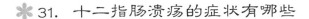

✳31. 十二指肠溃疡的症状有哪些

十二指肠溃疡的典型表现是上腹部规律性疼痛，常伴有反酸、嗳气等症状。一般于进餐或服用抗酸剂后症状可以缓解。患者对自身规律性的症状印象很深，在就诊时常会叙述得很清楚。十二指肠溃疡的疼痛部位在上腹部，疼痛的特点是节律性、周期性和长期性。较局限的上腹痛常发生在胃排空之后，尤以上午10～11时，下午3～4时，晚上10～11时腹痛较明显，有时凌晨1～2时还会把患者痛醒，这是因为此时胃酸分泌很高而胃内又无食物缓冲之故。溃疡疼痛极少发生在清晨刚醒的时候，因为这时的胃酸分泌最低。腹痛的原因一般被解释为胃酸刺激溃疡周边的神经纤维引起。在十二指肠溃疡患者腹痛发作时，进餐或服抗酸剂腹痛大都能缓解，这也证实了胃酸与腹痛的关系。十二指肠溃疡的腹痛强度一般比较恒定，但性质却可以是多样的，依赖患者的痛觉和表达力而定。有些被描述为"深部钝痛"或"刺痛"，另一些则为"咬痛""饥饿痛""烧灼痛"或"压迫感觉"，少数则为"绞痛"。疼痛一般位于上腹部，在剑突和脐之间，有时偏右；局限性疼痛常不止一处，面积可以较宽，但患者常可指出最痛的一点。如果溃疡在后壁，特别是穿透性溃疡，疼痛往往较剧烈并放射至背部；十二指肠球后溃疡和幽门管溃疡的疼痛常可放射至右上腹。

对十二指肠溃疡患者来说，食物的止痛作用较为明显。约有2/3的十二指肠溃疡患者进餐后疼痛可以立即缓解，但这只是暂时的作用，疼痛可在不同的间隔后再发，一般为1～2小时，有时还要迟一些，在下一次餐前发生。食物的止痛作用是由于食物对胃酸的缓冲作用，一般以少量流食特别是牛奶或豆浆的作用为强。但也要认识到，有些食物并不产生止痛作用，相反可诱发疼痛，如橘汁、酒、酸醋、咖啡等。

十二指肠溃疡除规律性的腹痛外常有嘈杂和反涎现象。这是由于过多的胃酸反流入食管引起剑突后烧灼感或嘈杂感。有时也可反流入口腔形成所谓"反酸现象"。十二指肠溃疡者迷走神经功能常亢进，引起不自觉的口涎增多，吞咽后可发生反涎嘈杂现象，这与反酸不同，因为不含酸味。

十二指肠溃疡的症状常有周期性发作和缓解的特点，每次发作时间长短不一，多数为2~4周，其余短的可只有几天，长的可8~10周。发作间的缓解期也长短不一，有些为1~3个月，有的短些，有些更长。在缓解期，患者可以任意进食而不发生疼痛。有不少病例，这种周期性发作呈季节性，常在秋季和春季发病，而在夏季和冬季则缓解。

有些患者对某些食物有不能耐受的现象，这种情况因人而异，不耐受的食品主要为油炸食物、粽子、腐乳、黄瓜、洋葱等，有些患者不能耐受糯米或面条，而另一些患者则食后反而觉得舒适。有些活动性十二指肠溃疡患者，体重常有减轻，这是由于呕吐和因腹痛而厌食及挑选食物的结果，常在治疗后很快恢复，这一点也是与胃癌的重要鉴别点之一。

✳ 32. 十二指肠溃疡与胃溃疡在症状上有何区别

临床上以十二指肠溃疡较胃溃疡为多见，最近的统计为1.56∶1。而胃溃疡一般比十二指肠溃疡的面积大。胃溃疡和十二指肠溃疡均常同时伴有慢性胃炎。

胃溃疡最常见的症状是腹痛或腹部不适，典型的疼痛位于上腹部剑突之下，有时偏左，疼痛缺乏典型的节律性，餐后腹痛出现得较早。而十二指肠溃疡的腹痛大多为节律性、周期性，并呈现出长期性发作的特点，局限的上腹痛常发生在胃内排空之时，特别是在上午10~11时，下午3~4时，晚上10~11时，在凌晨1~2时患者还可能被痛醒，如服用制酸剂或者吃些食物可使腹痛缓解，这种疼痛节律性很突出，患者多能清楚地向医师叙述病史，疼痛的部位大都在剑突下偏右。周期性发作和缓解是十二指肠溃疡突出的表现。每次发作时间长短不一，大约有半数患者为2~4周，短的只有几天，长的可达8~10周。缓解期也长短不一，有些为1~3个月，有的短些，有的则更长，偶然可见到在一次发作后缓解期长达10余年的患者。在缓解期，患者的饮食即使不规律也可能不发生疼痛。有不少病例，这种周期性发作呈季节性，常在春季和秋季发病，而在夏季及冬季缓解，与气候的变化呈相关性。另外，胃溃疡可以有部分癌变，而十二指肠溃疡癌变率则极低。

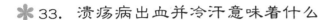

❋ 33. 溃疡病出血并冷汗意味着什么

上消化道大出血的患者，常表现为急性周围循环衰竭。休克早期，由于血容量的减少，使心排血量减少，组织血供减少，组织缺氧。此时机体做出各种代偿反应，如交感神经兴奋，肾上腺皮质、髓质及脑垂体功能加强，儿茶酚胺和5-羟色胺分泌增加，使心率加快。小动脉和毛细血管收缩，血液在体内重新分布，表现为身体表面的血管收缩，以保证心、脑等重要器官的血液供应。患者的皮肤由于血管收缩和血液灌注量不足而出现灰白、湿冷。所以，溃疡出血的患者出冷汗常意味着患者出血量较大，有效循环血量不足，是进入休克早期状态的指标，应引起临床医生的高度重视。此时应立即补充血容量，如有条件，最好输新鲜全血或血浆及血浆代用品，止血药应选择使局部血管收缩而不影响血压的药物，注意维持水、电解质平衡，及时纠正酸中毒，使休克及早得到纠正。同时要注意患者的血压、脉搏变化和精神状态。

❋ 34. 溃疡病出血有何表现

溃疡病出血可引起的临床症状与失血量的多少及失血速度的快慢有密切关系。当出血50～100ml时，即可出现黑便，出血达400ml时，不但有黑便，而且可出现呕血及一系列失血的症状。持续大量出血可以导致血容量降低、贫血、组织缺氧、循环衰竭及死亡。

（1）呕血与黑便：一般幽门以下出血或胃出血少者不引起恶心、呕吐，也不发生呕血，只解黑便。如果出血量大，可引起恶心、呕血，如果血液在胃内滞留时间短，呕吐物则呈暗红色甚至鲜红色；如果血液在胃中停留时间长，氧合血红蛋白受胃酸作用变成正铁血红蛋白而呈咖啡色。胃内出血若未呕出，便排入肠道，形成黑粪或柏油样便，出血量大、肠蠕动快时可为暗红色血便。

（2）上腹疼痛及不适感：大多数溃疡病患者出血前上腹疼痛、发作或加剧，而出血后往往疼痛减轻或消失。

（3）血象变化：大出血初期，由于周围血管收缩与红细胞重新分布等生理调节，血红蛋白、红细胞和细胞压积的数值可无改变。在出血6～12小时后，由于组织间液体进入血循环，使血红蛋白与红细胞稀释而数值降低。出血后白细胞增多常在1万以上，中性白细胞也增多。

（4）发热：中等量或大出血患者，常伴有发热，一般在24小时内即可出现，多数在38.5℃以下，持续数日至1周不等。这是由于肠腔内血液分解产物的吸收、血容量减少、贫血、体内蛋白质被破坏、循环衰竭等使体温调节中枢不稳定所致。

（5）周围循环衰竭：失血后，血容量减少，血压下降，可引起心跳加快。若出血量过多，回心血量及心输出量均减少，则可导致循环衰竭，同时呼吸功能也受到影响。由于心、脑、肾等重要器官的严重缺血、缺氧，则休克将成为不可逆的。在周围循环衰竭时，患者可表现为烦躁不安、疲乏、心慌、头痛、恶心、口渴、呼吸困难（缺氧）、皮肤苍白，有时有发绀、四肢冷厥、脉搏细弱直至不能扪及，血压降低甚至测不出。持续性大出血可造成少尿或无尿，严重的可引起急性肾衰竭。

（6）氮质血症：许多溃疡病患者在大出血后的最初几天内出现氮质血症。当继续出血时，血中氮的含量亦逐渐增高。一方面是由于出至肠腔中的血液蛋白质经消化分解产物被吸收入血，引起氮质血症；另一方面大出血可引起肾功能减退，不能排出氮质，因而产生氮质血症。

❋ 35. 消化性溃疡有哪些危险的并发症

消化性溃疡本身，除了使人产生疼痛的感觉，影响进食和正常生活外，并无太大危险，危险的是消化性溃疡的并发症。溃疡和炎症的反复刺激，导致溃疡癌变（尤其是胃溃疡容易癌变，因此需要定期进行相关检查）；溃疡病变向周围或深处发展时，可侵蚀血管，穿透胃、十二指肠壁；幽门附近的溃疡往往因瘢痕形成狭窄。这些病变可引起上消化道出血、胃或十二指肠穿孔和幽门梗阻，甚至威胁患者的生命。在这种情况下，患者必须立即接受正规治疗，以免贻误治疗时机。

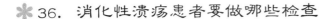

36. 消化性溃疡患者要做哪些检查

（1）内镜检查：无论选用纤维胃镜或电子胃镜，均作为确诊消化性溃疡的主要方法。在内镜直视下，消化性溃疡通常呈圆形、椭圆形或线形，边缘锐利，基底光滑，为灰白色或灰黄色苔膜所覆盖，周围黏膜充血、水肿，略隆起。

（2）X线钡餐检查：消化性溃疡的主要X线征象是壁龛或龛影，指钡悬液填充溃疡的凹陷部分所造成。在正面观，龛影呈圆形或椭圆形，边缘整齐。因溃疡周围的炎性水肿而形成环形透亮区。

（3）HP感染的检测：HP感染的检测方法大致分为四类。①直接从胃黏膜组织中检查HP，包括细菌培养、组织涂片或切片染色镜检细菌；②用尿素酶试验、呼吸试验、胃液尿素氮检测等方法测定胃内尿素酶的活性；③血清学检查抗HP抗体；④应用多聚酶链反应（PCR）技术测定HP-DNA。细菌培养是诊断HP感染最可靠的方法。

（4）胃液分析：正常男性和女性的基础酸排出量（BAO）平均分别为2.5mmol/h和1.3mmol/h，男性和女性十二指肠溃疡患者的BAO平均分别为5.0mmol/h和3.0mmol/h。当基础酸排出量大于10mmol/h，常提示胃泌素瘤的可能。五肽胃泌素按6μg/kg注射后，最大酸排出量（MAO），十二指肠溃疡者常超过40mmol/h。由于各种胃病的胃液分析结果，胃酸幅度与正常人有重叠，对溃疡病的诊断仅作参考。

消化性溃疡的诊断主要依靠急诊内镜检查，其特征是溃疡多发生于高位胃体，呈多发性浅表性不规则的溃疡，直径在0.5～1.0cm，甚至更大。溃疡愈合后不留瘢痕。

37. 怎样早期判定十二指肠溃疡出血

出血是十二指肠溃疡最常见的并发症。十二指肠溃疡出血的病死率为0.48%，早期判定溃疡出血是抢救成功的重要保证。

早期判定溃疡出血的最简单方法是看大便的颜色。在已明确诊断为十二指肠溃疡的患者，如出现黑色粪便，特别是出现柏油样大便，即可确定为溃疡出血。有条件的地方如能检测大便潜血，则能更早预知溃疡出血。一般大便潜血阳性提示出血量已超过5ml。出血50ml以上就可以出现黑色大便。面色苍白、手足冰冷、肢端皮肤发绀、出冷汗、意识模糊、烦躁不安、晕厥、少尿等常为失血量多的表示。收缩压在80mmHg左右，估计失血量约1500ml，为全身血容量的1/3左右；收缩压在60mmHg，失血量约有2500ml，为全身血容量的50%左右。

应该注意的是，在一些服用治疗溃疡病药物的患者，常同时有大便变黑、变稀，这是因为某些药物中含有铋剂和镁离子的缘故。如乐得胃、胃速乐、复方铝酸铋（胃必治）、复方次硝酸铋（胃必妥）、枸橼酸铋钾（迪乐、得乐）等都含有铋剂成分，在服这些药物时出现的黑便应与并发出血的黑便相鉴别，最简单的办法是做大便隐血试验。

❋ 38. 消化性溃疡的诊断标准是什么

消化性溃疡诊断标准如下。

（1）慢性病程，周期性发作，常与季节、精神因素、饮食不当有关；发作时有上腹灼痛、钝痛、胀痛或隐痛，服碱性药物后可缓解。典型胃溃疡疼痛部位在剑突下偏左，好发于餐后半小时到2小时；十二指肠溃疡疼痛位于上中腹偏右，好发于餐后3～4小时或半夜，进食后可缓解，常伴嗳气、反酸。

（2）X线钡餐检查可见龛影及黏膜皱襞集中征象，单纯局部压痛、激惹或变形为间接征象，仅供诊断参考。

（3）内镜检查：可在胃、十二指肠发现圆形、椭圆形、线形、不整形或霜降样溃疡，底部平整，覆有白色或灰白色苔，边缘多整齐，无结节状隆起，周围黏膜充血水肿，有时可见皱襞向溃疡集中。活检及细胞组织学检查可排除恶性病变。

具备以上（1）、（2）或（1）、（3）项者可以确诊。

十二指肠溃疡如不及时治疗，就有并发穿孔的可能。对有十二指肠溃疡病史的患者突然出现上腹剧烈疼痛，就要警惕是否并发穿孔。十二指肠溃疡穿孔的患者常有恶心、呕吐、休克症状。腹肌紧张是十二指肠溃疡穿孔的重要体征，典型者呈"板状腹"，肝浊音界减小或消失，肠鸣音消失，腹部透视见膈下游离气体。发生穿孔的患者必须马上送医院紧急处理。

穿孔时间在6~8小时以内的患者常需手术治疗；如穿孔时间大于24小时且患者一般情况尚可，则可在严密观察下非手术治疗。一般措施为：卧床休息，持续胃肠减压，禁食，补液，维持电解质和体液平衡，使用大量抗生素，早期经静脉实施，停止禁食后可改为口服。另外，在非手术治疗的同时要兼顾溃疡病本身的治疗。可用H2受体阻滞药来减少胃液的分泌，适当选用解痉药来缓解腹痛症状。

✳ 39. 消化性溃疡需要与哪些疾病鉴别

（1）胃癌：胃良性溃疡与恶性溃疡的鉴别十分重要。两者的鉴别有时比较困难。以下情况应当特别重视：①中老年人近期内出现中上腹痛、出血或贫血；②胃溃疡患者的临床表现发生明显变化或抗溃疡药物治疗无效；③胃溃疡活检病理有肠化生或不典型增生者。临床上，胃溃疡患者应在内科积极治疗下，定期进行内镜检查随访，密切观察直到溃疡愈合。

（2）慢性胃炎：本病亦有慢性上腹不适或疼痛，其症状可类似消化性溃疡，但发作的周期性与节律性一般不典型。胃镜检查是主要的鉴别方法。

（3）胃神经官能症：本病可有上腹不适、恶心、呕吐，或者酷似消化性溃疡，但常伴有明显的全身神经官能症状，情绪波动与发病有密切关系。内镜检查与X线检查未发现明显异常。

（4）胆囊炎胆石症：多见于中年女性，常呈间歇性、发作性右上腹痛，常放射到右肩胛区，可有胆绞痛、发热、黄疸、Murphy征阳性。进食油腻食物常可诱发。B超检查可以做出诊断。

（5）胃泌素瘤：胃泌素瘤又称Zollinger-Ellison综合征，有顽固性多发性溃疡，或有异位性溃疡，胃次全切除术后容易复发，多伴有腹泻和明显消瘦。患者胰腺有非B细胞瘤或胃窦G细胞增生，血清胃泌素水平增高，胃液和胃酸分泌显著增多。

❀ 40. 如何自我判断消化性溃疡

消化性溃疡的主要症状为上腹疼痛，即脐上剑突下近心窝部位的疼痛，为隐痛或烧灼样疼痛。十二指肠溃疡特别十二指肠球部溃疡常表现为背后疼痛，空腹时明显，进食后缓解。胃溃疡主要表现为饭后1小时左右胃痛，所以有的患者就不敢吃东西，还可以有吐酸水、胃烧灼感、上腹不适影响进餐等症状。

消化性溃疡的发生有患者本身的因素，比如，胃酸过多、胃蛋白酶等刺激因素，称为攻击性因素。外因，如风湿病、类风湿患者常吃刺激性的药物，如吲哚美辛（消炎痛）等，幽门螺杆菌感染等。另外，精神紧张也是发病的一个重要因素，还有的患者有家族史。总之，形成溃疡的因素很多，但这些因素只有在机体防御功能下降时，才会发病。

虽然消化性溃疡的主要症状是上腹疼痛，但上腹疼痛并不一定就是患了消化性溃疡。一般我们身体的某一部分出现破溃则称为溃疡，消化性溃疡指的是胃酸刺激机体，使食管、胃、十二指肠这些部位出现的溃疡。这是一个非常复杂的问题，中上腹疼痛是很多疾病的表现。胰腺、胆囊、心脏出现问题时都可以表现为中上腹疼痛；急性心肌梗死，可以出现中上腹痛，还可以出现呕吐等症状，与溃疡病很相似，要特别引起重视；胃溃疡、十二指肠溃疡、胃癌、胆囊结石、胰腺炎等都可以引起中上腹痛。所以出现中上腹疼痛不要就以为是消化性溃疡，要及时到医院检查，特别是老年患者，还要考虑心脏的问题。

二、防治消化性溃疡从起居养生做起

✳ 41. 消化性溃疡患者如何自我调养

消化性溃疡是一种反复发作的慢性病，病程长达一二十年或更长甚至终身，所以消化性溃疡患者学会自我调养显得特别重要。消化性溃疡的发生与情志和饮食所伤有密切关系，属于中医学的"胃痛""胃脘痛""心痛"范畴。要促使消化性溃疡自我康复，必须做到以下几点。

（1）生活精神因素：对消化性溃疡的发生、发展均有重要影响，因此乐观的情绪、规律的生活、劳逸的结合及避免过度的精神紧张，无论在本病的发作期或缓解期均很重要。当溃疡活动期，症状较重时，卧床休息几天乃至1～2周，尤其对胃溃疡患者，常可使疼痛等症状缓解。较长时期不能缓解者，应怀疑并发症（如穿透性溃疡）的存在，或者病因仍在起作用（如精神因素），甚至可能并非本病。

（2）细嚼慢咽，避免急食，咀嚼可增加唾液分泌，后者能稀释和中和胃酸，并可能具有提高黏膜屏障作用。

（3）有规律的定时进食，以维持正常消化活动的节律。

（4）当急性活动期，以少吃多餐为宜，每天进食4～5次即可，但一旦症状得到控制，应尽快恢复到平时的一日三餐。

（5）饮食宜注意营养，但无须规定特殊食谱。

（6）餐间避免零食，睡前不宜零食。

（7）在急性活动期，应戒烟酒，并避免咖啡、浓茶、浓肉汤和辣椒、醋等刺激性调味品或辛辣的饮料；忌过冷或过热食物；少吃过甜或过咸的食物；少吃粗粮，地瓜等易产酸和生葱、白萝卜等易产气的食物；戒烟。

（8）饮食不宜过饱，以防止胃窦部的过度扩张而增加胃泌素的分泌。

（9）少量出血时，应进牛奶、豆浆、米汤、藕粉等无渣流质，但不宜多加糖；出血停止后，逐渐改用面糊、稀粥、蛋羹等；大出血、胃穿孔、幽门梗阻要禁食。

（10）平时宜参加适当的体育锻炼，以增强体质，改善胃肠道的消化功能，调节神经内分泌功能，有助于溃疡的愈合。

（11）若出现胃痛激烈、面色苍白、出冷汗；或解柏油样便、心慌；或反复呕吐、不能进食；或疼痛规律改变，药物治疗无效等，应立即去医院就医。

（12）由于胃溃疡是个慢性病，且易复发，要使其完全愈合，必须坚持长期服药。切不可症状稍有好转，便骤然停药，也不可朝三暮四，服用某种药物刚过几天，见症状未改善，又换另一种药。一般来说，一疗程要服药4~6周，疼痛缓解后还得巩固治疗1~3个月，甚至更长时间。

（13）讲究生活规律，注意气候变化：消化性溃疡患者生活要有一定规律，不可过分疲劳，劳累过度不但会影响食物的消化，还会妨碍溃疡的愈合。溃疡患者一定要注意休息，生活起居要有规律。消化性溃疡发作与气候变化有一定的关系，因此消化性溃疡患者必须注意气候变化，根据节气冷暖，及时添减衣被。

（14）避免服用对胃黏膜有损害的药物：有些药物，如阿司匹林、地塞米松、泼尼松、吲哚美辛（消炎痛）等，对胃黏膜有刺激作用，可加重胃溃疡的病情，应尽量避免使用。如果因疾病需要非得要服用，或向医生说明，改用他药，或遵医嘱，配合些其他辅助药物，或放在饭后服用，减少对胃的不良反应。

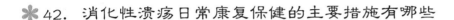

✳ 42. 消化性溃疡日常康复保健的主要措施有哪些

较实用的康复保健主要措施有以下方面。

（1）一般来说是指医务人员应用心理学的理论和方法，对消化性溃疡患者采取相应的心理治疗技术和措施，包括患者在觉醒状态下的说理治疗和暗示治疗，催眠状态下的暗示治疗、精神分析治疗、行为矫正治疗等。可以说，心理疗法是医务人员用心理学的方法，去改善患者的心理情绪，调整不良的生活方式和行为，使患者树立战胜疾病的信心，从而促进疾病的痊愈。

（2）饮食疗法是消化性溃疡康复保健的基本措施之一。通常在保证供给消化性溃疡患者足量的糖类、蛋白质、脂肪与维生素等营养物质的同时，通过饮食调节减少胃酸的分泌，并使患者养成良好的饮食习惯，以有利于溃疡病的康复。

（3）运动锻炼有利于消化性溃疡患者的康复。消化性溃疡患者参加适当的体育锻炼、体力劳动及文娱活动，可调节神经系统的功能，改善血液循环，包括改善胃、十二指肠的血液循环，增强消化系统的功能，促进消化性溃疡患者的痊愈。

（4）利用各种物理因素作用于人体，以治疗疾病达到促进康复的方法，称为物理疗法。在消化性溃疡的康复保健中，主要是应用天然或人工的物理因子，如声、光、电、磁、水浴等，进行康复治疗，引起体内一系列生物学反应，从而改善机体的功能，促进胃、十二指肠溃疡病灶的愈合。

（5）音乐疗法主要是通过音乐艺术途径，来影响人体的生理功能，以达到治疗心身性疾病的一种康复保健方法。音乐疗法是音乐艺术与医学、心理学、物理学等多种学科交叉综合的应用，可以改善血液循环、调节神经内分泌系统的功能，增强消化功能，促进机体代谢，对消化性溃疡的康复治疗有一定作用。通常将音乐疗法归属于物理疗法中声疗法的范畴，也有人将其归属于心理疗法的范畴。

（6）消化性溃疡患者除应用必要的抗溃疡药物以外，为促进康复、避免复发及减少并发症的发生，还可以选择一些必要的保健药物服用。

43. 老年消化性溃疡患者要注意什么

老年人患消化性溃疡时，临床诊治有许多特点：①胃溃疡比十二指肠溃疡多，故溃疡病发生癌变者老年人明显多。②症状不典型，极易漏诊或误诊。③高位胃溃疡较多，易被误诊为心绞痛、心肌梗死。④巨型溃疡较多。此种溃疡愈合慢，药物不易奏效，且并发症多（如出血和穿孔等）。⑤并存症多。并存症老年占47%，中青年仅占17%，并存症可影响溃疡疗效。

老年溃疡在诊治上也有特殊之处，主要应注意以下问题。

（1）因老年溃疡病表现不典型，有的根本无症状，故不能单靠临床表现下诊断。

（2）做胃镜检查时最好用细镜，液体组织取材在保证能做出病理诊断的前提下尽量要少取，以免导致胃、十二指肠出血。

（3）老年溃疡并发症多，常需同时服用多种药物，应注意将服用时间错开。

（4）由于老年人肾功能生理性减退，服用同样剂量的药物，血中的药浓度要比中青年高，容易出现不良反应，故老年人用药量要酌减。

（5）老年人多有便秘，如一味地服用氢氧化铝凝胶液（系一种制酸剂），会造成排便更困难。

（6）老年人还多有前列腺肥大、青光眼等并存症，因此，在服用治疗溃疡病的抗胆碱药物（如阿托品、654-2等）时，要小心谨慎。

（7）老年人心、肝、肺、肾等重要脏器功能减退，免疫力差，应尽量保守治疗。

44. 胃溃疡患者的饮食应如何安排

患胃溃疡时，食物的性质可以影响疼痛的发生时间和严重程度，进食的量也与疼痛的发生有关。大量进食可导致胃部扩张，牵涉溃疡部位而引起疼痛；粗糙的、固体的、油炸及油煎的食物同样可引起疼痛。所以，胃溃疡患者的饮食原则应为：定时定量，少量多餐，具体有如下几个方面。

（1）多加咀嚼，避免急食。咀嚼可以增加唾液分泌，而唾液又有中和胃酸的作用。

（2）有规律的定时进餐十分重要。正常的一日三餐是适合一般患者的，但在发作的急性期内，每日进餐5～6次，可使胃酸的浓度减小。一旦症状得到控制，宜较快改为正常的一日三餐。

（3）饮食要注意营养，无须规定特殊食谱。小麦、玉米、杂粮等对胃黏膜有营养作用，应鼓励患者食用。面片、玉米粥、豆浆、蛋类、肉类、菠菜、小白菜、油菜等食物容易消化，且中和胃酸的能力强，对胃黏膜没有机械性刺激，宜于食用。

（4）餐间避免零食，以防止胃不断受到刺激而增加胃酸的分泌和胃的蠕动。

（5）为了使胃酸降低，国外在溃疡病活动期习惯于每小时应用牛奶或奶油1次。据认为牛奶中富含前列腺素，前列腺素有明显的抑制胃酸分泌的作用，对胃黏膜又有保护作用，所以应鼓励患者多食牛奶。

（6）有些食物对胃黏膜有物理的（如热茶）、化学的（如泡菜）损伤作用，故胃溃疡患者应禁食油煎、油炸食品、辣椒、芥末、醋、浓茶、浓咖啡、肉汤、酒类及过热、过甜的食品。

（7）饮食不宜过饱，以免胃窦部扩张，使胃泌素分泌增加，胃酸分泌增加。

❋ 45. 消化性溃疡患者为何要远离烟酒和浓茶

在各种不同的习惯中，吸烟能引起慢性胃炎。从多项研究中发现，吸烟者，不论其吸烟量多少，慢性胃炎和溃疡病的发病率均要比不吸烟者高。尤其是在慢性胃炎和溃疡病的治疗中，吸烟能降低药物疗效，并促进慢性胃炎及溃疡病的复发。大多数吸烟者在吸烟的同时常有吞咽动作，烟雾趁机钻入胃内，可直接作用于胃黏膜，同时，尼古丁进入肺脏后通过弥散而进入血液循环，尼古丁能作用于胃的迷走神经，破坏正常的胃肠活动，使幽门括约肌松弛，胆囊收缩，使碱性的胆汁易于返流入胃，以致破坏胃黏膜。并且尼古丁能使胃窦部细胞分泌胃泌素增多，胃黏膜分泌胃酸增多，从而加重胃黏膜的损伤。有实验表明，吸烟能刺激胃酸分泌增加，一般比不吸烟者可增加91.5％。吸烟者消化性溃疡的发病率明显高于不吸烟者。治疗中在使用相同的有效药物治疗条件下，溃疡的愈合率吸烟者低于不吸烟者。由此证明，吸烟能加重胃炎、溃疡病的病情，慢性胃炎、溃疡病患者，尤其是处于活动期的患者，应少吸烟或戒烟。

饮酒能引起胃黏膜的损伤，一次大量饮用高度白酒，会引起急性胃炎。酒精摄入主要是破坏胃黏膜保护层，使胃液中的氢离子反弥散进入胃黏膜，引起胃黏膜充血、水肿。有人曾对80例饮白酒后出现上腹痛或胃出血者进行纤维胃镜检查，发现胃黏膜都有充血或散在出血灶，有的呈多发性胃黏膜糜烂，鲜红色新鲜出血或棕色陈旧性出血。病变多发生在胃窦部，其次为胃体部，一般不侵犯肌层，愈合后不留瘢痕。但是长期饮高度烈酒者常引起慢性浅表性胃炎或萎缩性胃炎。

饮酒不仅可导致消化性溃疡的发生，而且对溃疡活动期和有溃疡史的患者，易造成溃疡恶化、出血和复发，因此饮酒与溃疡有着密切的关系。酒中的主要成分是酒精，它可直接造成胃黏膜损伤，形成胃炎及溃疡，特别是空腹饮酒损伤更明显。许多人饮酒后马上出现胃痛，正是其直接损伤时的表现。酒精可造成人体全身抵抗力下降，胃黏膜的保护作用也随之降低，容易形成溃疡。溃疡患者因为溃疡面胃黏膜缺损，胃黏膜失去对乙醇的隔离作用，酒精便能直接作用于溃疡面，轻则延缓愈合，重则使溃疡加重，出现出血甚至穿孔。饮酒可破坏胃内的正常生理环境，致使细菌繁殖而溃疡生成。

茶作为我国人民的传统饮品，因其具有止渴生津、清热解毒、消食化滞等功效，日益受到广大群众的喜爱，不少人养成了饮茶的习惯。茶叶中含有茶碱，具有兴奋中枢神经系统的作用，所以精神不振、嗜睡者往往喝些浓茶来提神。现代生活中的人因为生活节奏加快，工作繁忙，喝浓茶提神日趋严重。尽管饮茶有许多好处，但对胃病患者来讲，喝浓茶仍属不宜。因为浓茶中的茶碱会损伤胃黏膜屏障而引起炎症甚至溃疡性改变。因此，胃病患者为了助消化可适当饮一些茶水，但不宜太浓。

浓咖啡对胃黏膜也有刺激作用。咖啡作为一种饮料，在世界各国久盛不衰。饮者多借其提神醒脑的作用，以提高学习和工作效率。咖啡因其独特的性能在我国也越来越受到群众的喜爱。但是，咖啡中的主要生物碱——咖啡因对胃有一定的刺激性，因而会损伤胃黏膜屏障。所以，胃病患者不宜饮浓咖啡。

❋ 46. 消化性溃疡患者生活为何要有规律

生活不规律、起居不定时或者过于劳累、睡眠不足也是慢性胃炎发作的原因之一，而气候骤变、受凉受湿更是诱发胃炎的重要原因。一些生活节律被职业打乱的人群，例如，夜间上班的人群，由于生活节律被打乱，胃酸分泌与调节紊乱，易引起各种胃病。尽管有许多职业与胃病发生有关，但只要注意保养、调理，就能降低胃炎发生。患者应根据自己的工作性质、生活规律，适时制定一份作息时间表，并尽可能遵守。同时，适当的体育锻炼，可以增强体质，加强人体的免疫功能和自然痊愈能力。

消化性溃疡患者生活要有一定规律，不可过分疲劳，劳累过度不但会影响食物的消化，还会妨碍溃疡的愈合。溃疡患者一定要注意休息，生活起居要有规律。溃疡病发作与气候变化有一定的关系，因此溃疡患者必须注意气候变化，根据节气冷暖，及时添减衣被。

人们发现，汽车司机、长期野外食宿者、高寒山区、高原缺氧地区工作人员、脑力劳动者等易患胃及十二指肠溃疡，从而得出了消化道肠溃疡患者有一定的职业倾向的结果。汽车司机易患胃及十二指肠溃疡是由于其工作特点，饮食不规律，暴饮暴食所致；脑力劳动者，长期处于精神紧张、兴奋状态，故溃疡的发生率较其他职业为高。虽然其发病机制尚未完全阐明，但从这些职业的特点看，从不同角度较易破坏胃、十二指肠黏膜屏障，故容易发生此病。当然，职业的因素也不是绝对的，应从各个不同的职业特点找出自己工作规律性，加以预防。

✳ 47. 消化性溃疡患者如何注意睡眠

人体大脑的活动是不断进行兴奋与抑制两个过程的节律交替。睡眠是消除疲劳，恢复体力的主要形式，这是一剂天然的补药，受到历代养生学家的重视。睡眠不足便会带来一系列节律的紊乱，次日就会感到头晕脑涨、食欲下降、无精打采、工作效率低。睡眠是最理想、最完整的休息。在睡眠中可放松肌肉，使心率减慢，血压降低，唾液分泌减少，呼吸减少，体温下降等。

在睡眠中继续分解排泄体内蓄积的代谢产物，同时又使体内获得充分的能源物质，以弥补耗损，恢复生理功能，从而消除全身疲劳，使脑神经、消化、内分泌、呼吸功能等都得到休整，从而使身体的各部分组织保持良好的生理功能，增强免疫功能，提高抗病力。对于消化道溃疡患者来说，更要特别注意睡眠，应定时就寝、定时起床。这样才能有利于溃烂组织的自我修复。所以，消化性溃疡的患者要特别注意睡眠保养。

胃下垂患者体质本已虚弱，生活起居自当谨慎。睡觉时宜头低脚高，最好在放脚处的床脚下各垫一块砖头。饭后宜卧床休息30分钟左右。不宜久站和剧烈跳动，避免过度劳累，性生活对体质虚弱者负担较大，应尽量减少次数。

✳ 48. 消化性溃疡患者为何要多休闲娱乐

在业余时间内进行一些情趣高雅的娱乐活动，通过情趣高雅的、动静结合的娱乐活动达到积极休息的目的。一般指琴棋书画、花木鸟鱼、旅游漫步、消遣读书等，这些是胃病患者休闲娱乐的核心内容。例如，音乐不仅可供人欣赏，还可促进人体健康，音乐的节奏与人体节律同步、共鸣，在快慢变化、优美的音乐旋律中，可调节人体的节律。琴、棋、画、书法都对人体的生理有调整作用，故消化性溃疡患者在恢复期应注意休闲娱乐。

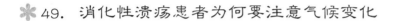

✱49. 消化性溃疡患者为何要注意气候变化

消化性溃疡的发作与天气变化直接相关。当受凉、气候变化时，往往可使溃疡复发或使原有溃疡加重。据统计，消化性溃疡冬季发病者占42.8%，春季占25.8%，秋季占23.4%，夏季发病很少，可见消化性溃疡的发病以冬、春季节较为多见，特别是在气候变化比较明显的秋冬和冬春之交。故消化性溃疡患者应避免受凉，尤其在本病的好发季节，如出现症状，应及时诊治。至于消化性溃疡为什么在受凉及气候变化时容易发作的问题，至今尚未能切实了解。

✱50. 消化性溃疡患者为何要避免服用对胃黏膜有害的药物

有些药物对胃黏膜的刺激较大，过多或长期使用后能使胃黏膜屏障受到损伤而导致溃疡。或使溃疡加重，并可诱发出血。致溃疡药物如水杨酸盐、保泰松、吲哚美辛（消炎痛）、红霉素、利舍平、肾上腺皮质激素和促肾上腺皮质激素等。如果因疾病需要必须服用，要放在饭后服用，并尽量采用肠溶衣剂型和小剂量间断用药法。或遵医嘱配合使用抗酸药物，如氢氧化铝、复方胃舒平、硫糖铝等，使胃酸得到中和，以免胃黏膜受损。在溃疡活动期，抑制胃酸分泌可选用西咪替丁或雷尼替丁，解痉镇痛可选用甲溴阿托品（胃疡平）等。

✱51. 消化性溃疡如何家庭护理

溃疡疼痛时，最好卧床休息，其可减少胆汁反流，减少胃液对溃疡面的刺激，有利于溃疡愈合。同时应避免性志刺激，减轻精神负担，因情志刺激和精神紧张会加剧症状，不利于病情缓解及症状消除。近年来，随着有效药物的应市和有效治疗方法的实施，一般不主张过分休息，待症状控制后即可下床活动。适当活动可改善内脏血液循环，调节胃肠蠕动，缓解症状。

不合理饮食是溃疡形成和发展的一个重要因素，因此，溃疡病的饮食应尽量减少食物中的一切机械性和化学性的刺激因素，尽可能通过饮食中和、抑制胃酸的分泌，以减轻疼痛。同时，应注意饮食中的营养，以改善全身的营养状况，促进溃疡的好转与愈合。一般说来，以每日四五餐为宜。具体配制时，应考虑患者的饮食习惯、口味、嗜好及地域特点，对各种酒类、浓茶、咖啡、辛辣刺激性食物、咸、腌食物及过烫、过冷、过甜、生冷食品等均应避免食用。

药物治疗的目的在于消除症状，促进溃疡愈合，减少并发症，预防复发。实践证明，合理选用药物，多可控制病情，待症状消失或基本消失以后，即胃溃疡常规治疗2～6周以后，十二指肠球部溃疡常规治疗2～4周以后，为预防复发，国内外医学专家主张小剂量药物维持治疗一个较长时间，最常用的是H_2受体阻滞药，其中最常用的是西咪替丁，每晚0.4g（2粒），维持至少半年，一般1～2年。其次是硫糖铝，每晚1g，维持1年，或每日1～3g，分早、晚服用维持半年至1年。

✳ 52. 消化性溃疡患者如何安排性生活

消化性溃疡本身对男女性功能并无直接影响。但如果疼痛剧烈、持续，反复黑便导致贫血、营养不良者，会因体力不足、组织缺氧、情绪压抑的缘故，导致性功能暂时减退。消化性溃疡的急性并发症，如胃穿孔或大量呕血，当然谈不上什么性功能的问题，而有些慢性的并发症，如幽门部分梗阻和反复少量黑便患者，可能有时仍有性欲，但往往无法进行性生活，前者与营养不良有关，后者与贫血有关。

消化性溃疡患者由于腹痛，经常需要服用普鲁本辛、颠茄、甲溴阿托品片（胃疡平）等解痉镇痛药，这些抗胆碱药会导致外阴及阴道分泌腺受到抑制，使女性外阴及阴道干燥而造成性交不适或困难。少数男性患者长期服用这类药物会出现阳痿、阴茎勃起不坚、男子乳房发育等现象。

合理、适度的性生活不会加重消化性溃疡情。然而当症状比较明显时，如果不节制过多的性活动，有可能延迟溃疡的愈合，或者诱发溃疡出血。没有严重并发症的消化性溃疡女性患者，可以妊娠、分娩和哺乳，一般说来不会加剧病情。

消化性溃疡患者全身状况尚可，有性要求时，可以进行适度的夫妻生活。这类患者的性格多趋内向，情绪容易激动，和谐的性生活有调节情绪、平衡心态的作用，从这一角度来说，正常的夫妻性生活实际上是有利于消化性溃疡控制的。症状明显、反复出血的患者在性生活方面宜谨慎一些，不要勉强从事，待病情好转后再恢复不迟。在性交姿势方面，体弱的一方宜取下位，以防体力消耗过多引发性功能障碍。

用普鲁本辛、甲溴阿托品片（胃疡平）后如发现阴道干涩，影响房事，可以在男女外生殖器涂上润滑剂弥补。少数男性患者，如在服用 H_2 受体阻滞药后发现有性功能障碍，不必惊慌，应请有关医生帮助更换药物，停药一个时期后，性功能可以完全恢复。

✳ 53. 无酸即无溃疡病对吗

消化性溃疡（包括胃溃疡和十二指肠球部溃疡）病因，长期以来认为与遗传、胃酸过多、胆汁反流、吸烟等多种因素有关，其中尤以胃酸被认为是发病的主要因素。近百年来，胃酸一直被认为是胃溃疡形成的原因，所以，有了"无酸即无溃疡"的传统说法。

消化性溃疡的传统治疗方法是中和胃酸或抑制胃酸分泌。过去沿用碱性药物，目前常用 H_2 受体抑制药或其他胃酸分泌抑制药。应用这些抗酸抑酸药物，确实有利于溃疡的愈合，但是这些药物有一共同缺点：一旦停药，不久溃疡便又复发。因此，有些患者要间断性服药，有的则需长期服用维持剂量。还有不少患者溃疡病却屡愈屡发。

通过胃液分析发现，十二指肠溃疡患者，胃酸分泌过高；而胃溃疡患者中胃酸分泌增加者仅16％，而许多患者胃酸分泌正常，有的甚至低于正常。由此可见胃酸分泌的多少，并非是胃溃疡发病的重要因素，而胃黏膜防御能力降低，使胃酸等攻击作用相对增加，可能是形成胃溃疡的主要原因。

此外，自1983年人们重新认识了幽门螺杆菌后，对消化性溃疡的发病机制，有了一个新的认识。大多数专家认为，幽门螺杆菌是消化性溃疡的发病因素之一，但不是唯一的因素。过去认为溃疡患者的胃酸较高，是发病的因素，而现在知道，感染幽门螺杆菌后，胃窦部由于幽门螺杆菌释放的尿酶形成氨，而氨系碱性，使胃窦部分泌胃泌素的G细胞不再受胃酸抑制，因此胃泌素大量分泌，从而促使胃体壁细胞大量分泌胃酸。因此胃酸过高是幽门螺杆菌感染的结果。幽门螺杆菌还会产生多种毒素，对胃黏膜起毒性和破坏作用。在胃溃疡患者中60%系幽门螺杆菌感染引起的。而在消化性溃疡例中，有95%～100%球部溃疡患者幽门螺杆菌阳性。

因此，多数专家认为，幽门螺杆菌是消化性溃疡的主要原因，其他还有诸如吸烟、嗜酒、药物对胃的损害、胆汁反流等次要因素。

❋ 54. 泛酸就是消化性溃疡吗

消化性溃疡的主要临床症状是上腹部疼痛，常局限于上腹剑突下，可偏右或偏左，偶可波及背部。其疼痛是有长期性，周期性，节律性等特点，对临床诊断具有一定价值，但往往也需做内镜或X线钡餐造影检查来确诊。泛酸是消化性溃疡的一般症状，可有可无，是因胃酸分泌增加所致，故往往是十二指肠溃疡的一个症状。如胃食管反流病常有泛酸症状，主要因食管下括约肌张力减退，再加上胃内张力增加时，胃酸就通过贲门反流至食管，明显时可直达口腔，患者就有泛酸感。又如，食管裂孔疝患者，由于横膈膜的食管裂孔增大，部分胃组织（往往是胃底）通过扩大的食管裂孔沿入纵隔，此时会影响食管下括约肌的张力，发生胃食管反流，也可发生泛酸。加外，临床上十分常见的功能性消化不良，由于胃瘫，胃排空缓慢，有时也会出现胃内容向食管反流，发生泛酸。故泛酸不一定是消化性溃疡，应进一步分析是否由其他上消化道疾病引起。消化性溃疡患者，也不一定有泛酸，特别是胃溃疡患者，往往无泛酸症状。

❋ 55. 为什么不宜与胃溃疡患者共用碗筷

幽门螺杆菌是目前世界公认的胃部杀手，它在人的胃内长期大量繁殖，可导致终身感染并引起组织学胃炎，从而造成胃溃疡久治不愈。同时，它又具有较强的传染性，世界范围大规模流行病学调查证实，幽门螺杆菌在人群中的感染率可高达50％以上，而家庭集聚性的口—口感染传播又是幽门螺杆菌的重要感染途径。美国医学研究最新发现，亚洲人共用饭碗、筷子和菜盘的习惯使得胃溃疡在家庭成员中极易交叉感染，其发病率要远高于分餐制的欧美国家。澳大利亚墨尔本一家医学中心调查表明，在被调查对象中，保留中国传统共餐制饮食习惯的华人比澳大利亚其他分餐制人群的幽门螺杆菌要高出1倍多，而此菌正是导致胃溃疡的主要元凶。

在日常生活中，人们对于肝炎等传染性疾病较为重视，对染病的家庭成员均会采取必要的防护措施，而对胃溃疡等细菌感染性疾病则往往比较忽视，共用碗筷进餐的现象较为普遍。其实，碗筷是最容易感染细菌的，据检测，人们常用的每个饭碗和每双筷子上感染的细菌可达1600～3100个。当人们共用碗筷进餐时，唾液里的细菌可通过饭碗、筷子等餐具互相交叉传染、传播，因此在我国，这也是习惯与家人共用碗筷进餐的人胃溃疡感染率和发病率较高的重要原因。对此，国内外医学专家建议，有传统饮食习惯的人在与家人共同吃饭时应采用分餐制，而不要共用餐具。在家庭成员中应提倡最好个人专碗专筷。这是有效防治幽门螺杆菌交叉感染胃溃疡的一个重要措施。

❋ 56. 胃溃疡患者合并出血时一定要禁食吗

由胃溃疡引起的消化道出血，是一种常见病，是否需要禁食要根据病情而定，不能一概而论。胃溃疡所引起的出血，其止血效果如何与胃酸有直接关系。饮食可以中和胃酸，容易保持水与电解质的平衡，保证营养，而且食物还可以促进肠蠕动，使胃内积血与食物向下运行，可减少恶心、呕吐。所以，从某种意义上说，饮食也是一种辅助治疗。对于病情较轻、出血量小的患者来说，是不需要禁食的。饮食的种类应以流质或半流质食物为好，而且不要过热。如牛奶、豆浆、稀米汤、细面条、鸡蛋羹等食物对胃肠黏膜的刺激性小，且引起出血的可能性很小，可以食用。但对于大量出血、幽门梗阻呕吐频繁及出现失血性休克的患者是应该禁食的，并在止血治疗的同时注意血容量；热量和电解质的补充。待休克被纠正、幽门梗阻的症状解除、无活动性大量出血后，可给流质饮食，逐渐过渡到半流食和软食。

✳ 57. 怎样通过粪便判定胃溃疡出血

通过粪便颜色来判定胃溃疡出血仍是现今的重要手段，特别是对已经明确诊断为胃溃疡的患者。如果粪便由正常转为黑色时，就应警惕出血的可能，此时应找医生，做必要的检查，以明确是否胃溃疡出血。

黑便的出现，提示出血量50～80ml。如果出现柏油样有光泽而又带有黏性的粪便，则提示出血量增多。实验中将100～200ml血液引入胃内，发生了柏油样便，但通常如有400～500ml就能恒定地发生柏油样便。胃内注入1000ml血液之后，如通过迅速，4小时内会排出红色血液；如血液在肠内停留20小时，则出现柏油样便。这些观察与临床现象一致。

必须注意，少量出血时，肉眼察觉不到，必须借助潜血试验。大便潜血阳性，提示出血量约5ml以上。潜血试验阳性的人，还应考虑以下可能性：①饮食和药物的影响；②病灶少量出血；③明显出血后的恢复期；④预兆严重出血即将发生。

胃溃疡活动期往往有少量出血，潜血消失说明溃疡好转或愈合，如果潜血持续1个月以上，则应怀疑恶性肿瘤。

消化道出血后：粪便潜血反应持续时间决定于病灶性质和出血的量。向胃内引入15～50ml血液后，粪便潜血可持续2～7天。注入1000ml血液，则柏油样便可持续1～3天，粪便潜血阳性可持续11～14天。如果病灶出血是一次性的，情况大致如此。临床上确定消化道出血后，潜血反应转为阴性的时间，平均约为2周。

临床医生亲自观察粪便的形与色很重要，如有成块者，必须挑开以观察其内部形、色。因为粪块都在下段结肠中形成，部位越高，越不成形，所以粪便与血液的混合情况也是很重要的。如果排柏油样便以后，粪便渐渐成形，黑的程度减少，即为好转，不久粪便可以转为黄色。

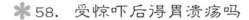

58. 受惊吓后得胃溃疡吗

这个问题的回答是肯定的，但这并不是说所有受惊吓的人都会得胃溃疡，仅有很少一部分人在精神受到强烈刺激后会发生本病。导致溃疡发生的原因可能是患者在受到强烈的精神刺激后引起交感神经兴奋和血液中儿茶酚胺水平的增高，使胃黏膜下层的动静脉短路开放，因此正常流经胃十二指肠黏膜毛细血管床的血液便分流至黏膜下层动静脉短路而不再流经胃的黏膜。这样在严重的应激期间黏膜可以发生缺血，血流量减少，最终造成严重的黏膜损伤。当黏膜缺血区域发生坏死时便形成应激性溃疡。此时，盐酸和胃蛋白酶的消化作用可以加速应激性溃疡的形成，因为，缺血的胃黏膜较正常黏膜更易被盐酸和胃蛋白酶所消化。

在应激状态下，过度的交感神经兴奋导致黏膜缺血后，反射性引起副交感神经兴奋，使黏膜发生充血，从而进一步造成黏膜损伤和坏死，导致溃疡的形成及出血和穿孔。在这种应激性溃疡的病例中，有相当一部分患者合并出血，并以出血为首发症状，也可以发生穿孔。这一点应引起注意。治疗要首先去除精神因素，并进行抗酸及抗胆碱、保护胃黏膜的治疗，对于大出血或持续出血不止的患者，应考虑手术治疗。

59. 胃溃疡不会癌变吗

胃溃疡的癌变问题，是长期以来一直未能很好解决的问题。多数人认为，胃溃疡可以转变为癌。据我国文献报道，6%～18%的胃溃疡可以发生癌变，20世纪70年代以来的资料表明，胃溃疡的癌变百分比似有增高趋势，有统计最高达29.4%的胃癌来自胃溃疡。癌变一般发生于溃疡的周围黏膜，这些部位的黏膜在溃疡活动时发生糜烂，在反复破坏和再生的刺激可发生恶性变。近年来由于诊断及检查方法的进展，发现局限于黏膜的早期胃癌可以发生糜烂和溃疡，其组织面可以被继发性消化性溃疡所改变，这些癌性溃疡可以像良性溃疡那样修复，而且溃疡和修复可反复出现，病程因此可延长达几个月甚至更长，所以过去认为在胃溃疡恶变的病例中，其实有一部分一开始就是恶性溃疡，并非以后才转变的。上述结果表明，胃癌确有一部分是由良性溃疡转变而来，所以对胃溃疡应高度重视。凡年龄在45岁以上的顽固性溃疡、大便隐血试验持续阳性、胃镜及X线钡餐检查不能除外恶性变或病理活检高度怀疑恶变者，尤其是胃液无酸的病例，应随诊观察，并争取手术治疗。

如果出现下列情况，要提高警惕。

（1）疼痛性质和规律发生改变：胃溃疡的疼痛多表现为上腹部隐痛，呈烧灼样或钝痛，且疼痛的发作与进食有关，一般在饭后1～2小时内出现，以后逐渐减轻。如果疼痛失去了上述规律性，变为不定时发作，或成为持续性隐痛，或疼痛性质与以往相比发生了明显的改变，则应警惕为癌变的先兆。

（2）用抗溃疡药物无效：虽说胃溃疡易反复发作，但平时服用抗溃疡药物后，症状一般能够缓解。如果按常规服用抗溃疡药物治疗一段时间后，效果变得不明显，甚至无效，就应该怀疑是癌变的先兆。

（3）进行性消瘦：患者在短期内出现食欲缺乏、恶心、呕吐、发热及进行性的消瘦，则癌变的可能性极大。

（4）出现呕血和黑便：患者近期内经常发生呕血或出现柏油样大便，大便隐血试验结果持续呈阳性，并且发生严重贫血，这些现象均表明，胃溃疡可能正在恶变为癌症。

（5）腹部出现包块：胃溃疡患者一般不会形成腹部包块，但是如果发生癌变，溃疡就会变大、变硬，晚期患者可以在左上腹部触摸到包块。包块质地较硬，呈结节状，不光滑，压之疼痛。

胃溃疡病患者及其家属，应注意病情变化，一旦发现上述某项蛛丝马迹都要警惕，及时去医院检查，发现问题，以便尽早治疗，防止造成不良后果。

❋ 60. 十二指肠溃疡会癌变吗

一般认为十二指肠溃疡癌变的机会极少，这可能与十二指肠所处的位置和自身的结构有关。有报道认为10万个十二指肠溃疡的患者仅有1个癌变，称癌变率为十万分之一。所以一般认为十二指肠溃疡不会癌变，但是还要视具体情况而定。近两年十二指肠癌的报道似有上升的趋势，这可能与胃镜检查的普及应用有关，因此特别应注意胃镜下十二指肠的形态，警惕癌变的发生。如十二指肠溃疡在治疗6～8周后，溃疡仍无变化，则应经胃镜取活组织做病理检查，以排除癌变。

三、防治消化性溃疡从合理饮食做起

❋ 61. 消化性溃疡患者如何饮食调养

消化性溃疡患者应吃营养丰富、易于消化的食物，要避免和限制各种对胃的不良刺激，减轻胃的负担。在消化性溃疡急性活动期，少量多餐是有必要的，因为进食过多，能造成胃窦部过度扩张，使胃泌素分泌亢进，胃酸分泌增加，超过食物中和稀释胃酸的能力，于是构成加重消化性溃疡症状的条件。如果采用少量多餐、定时进食，可以避免胃窦部过度紧张，减少胃泌素的分泌，从而使胃酸分泌减少，同时还可以使胃内经常有食物，可中和过多的胃酸，避免胃酸对消化性溃疡的刺激，促进溃疡的早日愈合。故消化性溃疡症状一旦好转或缓解，应逐渐改为一日三餐的普通饮食。

平时以营养丰富、含渣滓少、易于咀嚼、容易消化的食物为宜。如果溃疡严重或有少量胃出血时，则应以流质饮食为宜，如牛奶、面糊、米粥等，这样不仅可供给患者较多营养。但饮食治疗不可太呆板，不应限制饮食，若这样容易导致营养不良，反而使溃疡病更难愈合。一般情况下，只需普通饮食，仅在溃疡发作阶段，并伴有出血等症状时，则需要控制饮食，给予流食、半流食或软食，情况好转就可改为普通饮食。食谱要符合平衡膳食要求。膳食中要有足够的热量，适量的蛋白质、脂肪、糖类及丰富的维生素A、B族维生素、维生素C，如鸡蛋、牛奶、新鲜蔬菜及水果，这样有利于溃疡修复。

消化性溃疡患者的饮食调养应注意下列原则。

（1）饮食中增加一些易于消化的蛋白质、脂肪和维生素，如平时多食用牛奶、豆浆、蛋糕、藕粉、瘦猪肉、猪肝等，这类食物不仅营养丰富，且所含的蛋白质、脂肪易消化，可减轻胃肠负担。蛋白质能与胃酸和胃蛋白酶相结合，使失去"自我消化"的能力；脂肪有抑制胃酸分泌的作用，对溃疡愈合十分有利。值得注意的是，虽然选食一些富含维生素A、维生素B_1、维生素C等食物，对身体和病情有好处，但有些蔬菜含纤维素较多，因此，为了避免饮食中粗纤维过多，可取果汁、蔬菜汁调入食品中，供患者食用。

（2）主食最好以面食为主，便于食后消化和稀释、中和胃酸。如在溃疡病并发出血时（非穿孔），以进流食为宜，或短期用牛奶加鲜橘汁。此时患者要忌食粗糙、多渣、产气不易消化的食物，如粗粮、芹菜、韭菜、竹笋、豆芽、甘薯、萝卜、马铃薯等。

（3）饮食一定要按时、定量、少吃为宜。"三分治、七分养"，胃痛尤需要这样。每日3～5餐，每次只吃七八成饱。吃饭时一定要细嚼慢咽，避免急食，咀嚼可增加唾液分泌，唾液中的碳酸氢盐的黏液有抗酸作用。吃清淡而易消化又富营养的食物。食物宜温热，不宜过烫。热食可促进食欲，帮助消化，使患者食后舒服。饮食不宜过饱，以免胃窦部过度扩张而增加胃泌素的分泌。胃痛严重时，应在一定时间内进流质或半流质饮食。并有出血而见柏油样便的，应卧床休息和禁食，严密观察病情变化。

（4）平时不要过饱或过饥，否则会损伤胃肠功能，不利于胃肠病的康复。进食要细嚼慢咽，避免过粗、过硬、过热的食物及刺激性的食物。各种食品应切细，煮软。忌用刺激胃酸分泌多的食物，如浓肉汤、肉汁、鸡汤、鱼汤、牛奶、虾油、味精、香料、浓茶、汽水、咖啡、酒类等。溃疡病多见于司机、采购员、学生及战士，饥饱失常是一个致病因素。饮食要有节制，要定时定量，少量多餐，急性发作期每日进食5～7次，使胃中经常保持适量的食物以中和胃酸，有利于溃疡面愈合。要避免暴饮暴食，进食过饱会影响胃的排空。含气的饮料，最好少饮，免产气致胃胀加重症状。过食生冷易损伤中阳，寒凝气滞，不通则痛。食物太冷可使胃黏膜血管收缩，发生缺血缺氧，抵抗力下降，并能促使胃肠蠕动、痉挛，加重疼痛症状。温度过高的食物可使血管扩张，易诱发出血。

（5）平时饮食要选用刺激性小的食品，如选用豆浆、鸡蛋、面粉、小米、藕粉、瘦肉、鱼等。刺激性食物，如辣椒、胡椒、咖啡、浓茶、香料、酸菜、果汁、糖果、过咸食物等，对溃疡面、胃黏膜可产生直接的不良影响。茶叶、咖啡中的茶碱、可可碱、咖啡因能强烈刺激胃酸分泌。目前治疗溃疡的药物都通过抑制胃酸分泌而起作用，所以常喝咖啡、浓茶显然不利于溃疡愈合，甚至加重病情，故应忌服。此外萝卜、橄榄、红薯、芋头、木薯、玉米、南瓜、韭菜和米粉等食物，因难消化，胃内滞留时间延长，而且有的食物本身也能产酸，都不利于疼痛的消失，应尽量少吃或不吃。

（6）禁烟酒，慎肥腻。烟中的有毒成分，对食管、胃和十二指肠都有刺激，直接影响溃疡的治疗效果。在消化性溃疡患者中，吸烟比不吸烟的人多1倍。吸烟可以抑制胰腺的碳酸氢盐的分泌，同时还影响胆汁的分泌，这样就降低了这些碱性液体对胃酸的中和作用。国外的研究表明，吸烟者的贲门癌的发病率明显高于不吸烟者，而且饭后马上吸烟的危险性更大。所以溃疡患者最好戒烟。乙醇入胃直接刺激溃疡病灶，同时，乙醇对血管的扩张作用，往往是引起消化性溃疡出血的直接原因，所以消化性溃疡患者一定要戒酒。进食肥甘厚味后需要更多的消化液进行消化，胃排空时间延长，胃酸分泌增多，故胃病者应少吃肥腻。

✱62. 消化性溃疡患者如何注意饮食卫生

消化性溃疡患者进食酸辣食物会加重病情并影响药物的疗效。饮食不当是引起胃炎的重要原因之一，一些需要连续工作的职业，如驾驶员、外科医生等不能很好地保证按时进餐，其胃炎的发生率就明显高于其他职业者。不注意饮食卫生、偏食、挑食、饥饱失度或过量进食冷饮冷食，或嗜好辣椒、浓茶、咖啡等刺激性食物，均可导致胃肠消化功能紊乱，增加慢性胃炎、溃疡发生的危险性，并且不利于消化性溃疡的愈合。故应注意饮食卫生，做到一日三餐定时定量，饥饱适中，养成良好的饮食卫生习惯。进食时必须反复细嚼，细嚼可以增加唾液分泌，唾液不仅能中和胃酸，而且有提高黏膜屏障作用的效果。

　　少吃多餐，以前是消化性溃疡患者的一条重要的饮食原则。但有研究表明，消化性溃疡患者平时少食多餐，以食止痛，饮食无规律，不仅不能减轻溃疡病的症状，反而会加重病情，甚至使病情恶化。因为食物进入胃内，不但能一定程度地中和胃酸，还会更强烈地刺激胃酸分泌。而少食多餐就会不断地刺激胃酸分泌，以致溃疡面不断受到侵蚀，这不利于慢性溃疡的愈合。因此，消化性溃疡患者除了急性期合并出血或水肿性幽门梗阻时，采用"少食多餐"配合治疗，以便在短期内收到较好的效果外，平时还是每日定时三餐为好，个别的亦可另加一二餐点心。因此，溃疡患者既不要过于拘泥于饮食规律化，也不要无规律无节制地自由化。消化性溃疡患者饭菜要适口，易消化，饮食宜富含蛋白质和维生素，宜少吃多餐。忌过冷或过热食物；少吃过甜或过咸的食物；少吃粗粮，地瓜等易产酸和生葱、白萝卜等易产气的食物。少量出血时，应进牛奶、豆浆、米汤、藕粉等无渣流质，但不宜多加糖；出血停止后，逐渐改用面糊、稀粥、蛋羹等；大出血、胃穿孔、幽门梗阻时要禁食。

　　对于消化性溃疡患者来说，以下几种饮料可使溃疡病患者的黏膜引起物理性与化学性的严重变化，应当慎用。①低度酒饮料：低度酒饮料包括啤酒、汽酒、香槟等。由于酒的主要成分酒精也是胃酸分泌的促进剂，长期过量饮用会使胃酸保持很高的水平，是诱发消化性溃疡发作的主要外因。同时，酒精可溶解保护胃黏膜的脂蛋白层，使胃黏膜屏障受到破坏，防御机能受损，加重溃疡病。②汽水及可产生气体的饮料：这些饮料进入胃后会产生大量气体，增加胃内压力，引起腹胀，有诱发胃穿孔的危险。③酸性饮料：酸性饮料可增加胃内酸度，影响溃疡面愈合。溃疡病患者饮酸性饮料犹如火上浇油。④咖啡：咖啡及含咖啡的饮料，溃疡病患者不宜饮用。因为咖啡有促进胃酸分泌的作用，饮用后会增加胃酸的浓度、加重对溃疡面的刺激，刺激溃疡部位疼痛，诱发溃疡面出血，使溃疡病加重。

辛辣食物是具有一定刺激性的食物。国外曾有人做过这样的试验，一组健康志愿者，给予进食含有大量胡椒的意大利馅饼后，分别于餐后的6、8、24、48小时行纤维胃镜检查，发现餐后6、8小时胃黏膜呈充血、水肿改变，餐后24小时胃黏膜出血糜烂，餐后48小时胃镜检查，胃黏膜完全恢复正常。这说明，辛辣食物对胃黏膜有损害作用，但一般不引起慢性炎症。中医认为，鲜姜味辛辣而芳香，可去鱼肉腥味，但生姜性温，脏腑有热者慎用。大葱能昏目助热，肺胃有热者勿食用。因此，健康人可放心地食用辛辣食物，但胃炎、消化性溃疡等胃病患者则应慎用。

✳ 63. 适合消化性溃疡患者的茶饮有哪些

（1）取陈皮10g，大枣15g。将陈皮切丝，大枣炒焦，以上2味一同放入茶杯中，加入沸水冲泡。代茶频饮。具有理气调中、燥湿化痰的功效。适用于消化性溃疡。

（2）取法半夏6g，生姜3g，大枣3g。将法半夏、生姜、大枣洗净，一同放入砂锅中，加水煎汤。代茶饮。具有温补脾胃、散寒止痛的功效。适用于消化性溃疡。

（3）取玫瑰花5g，合欢花5g，砂仁2g。春末夏初玫瑰花将开放时分批采摘，及时低温干燥。合欢花在每年6～7月采摘花朵及花蕾，小火烘干备用。砂仁打碎。将玫瑰花、合欢花、砂仁同入有盖杯中，用沸水冲泡，加盖闷3分钟即成。每日1剂，当茶频频饮用，一般冲泡3～5次。具有疏肝理气、和胃消食的功效。适用于肝郁气滞之消化性溃疡。

（4）取金银花10g，绿茶3g。将金银花去杂质，洗净切碎，与绿茶同放入杯中，滚水冲泡，加盖，闷15分钟即成。当茶频频饮用，一般可冲泡3～5次。具有清热解毒、凉胃生津的功效。适用于胃中郁热之消化性溃疡。

（5）取西瓜藤100g，荷花30g。将西瓜藤、荷花洗净，放入砂锅中，加适量水，煎汤取汁。代茶饮，每日2次。具有润肠止血的功效。适用于消化性溃疡。

（6）取陈皮20g，生姜5g。将陈皮洗净，生姜去皮后洗净，切成薄片，同入锅中，加适量水，用小火煎煮30分钟，去渣取汁即成。上、下午分服。具有化痰止吐的功效。适用于消化性溃疡。

（7）取山楂、甘草各100g。以上药晒干研成细末。每次服2g，每日早晚饭后各服1次。具有消食开胃健脾的功效。适用于消化性溃疡。

（8）取白梅花3g，柿子3个，白糖适量。将柿子洗净，放入锅内，加水适量，置火上煮开，再放入白梅花、白糖，煮开即成。上、下午分饮。具有生津止呕的功效。适用于慢性胃炎、慢性肝炎、肝硬化、消化性溃疡等。

✳ 64. 适合消化性溃疡患者的米粥有哪些

（1）取党参25g，大米50g。将大米淘洗干净，沥干，炒至焦黄；然后与党参一同加1000ml水煎至500g即成。隔日1剂，可连续食用。具有补中益气、除烦渴、止泄泻的功效。适用于慢性胃炎，消化性溃疡等。

（2）取莼菜200g，大米100g，冰糖50g。将莼菜洗净，用沸水烫一下，沥干。再将大米淘洗干净，放入锅中，加1500ml水，置大火上烧开，转用小火熬煮成粥，再加入冰糖、莼菜，稍煮片刻即成。日服1剂，分数次食用。具有厚肠胃、清热毒、消水肿的功效。适用于消化性溃疡。脾胃虚寒者不宜多食。

（3）取党参25g，大米50g。将大米淘洗干净，沥干，炒至焦黄；然后与党参一同加1000ml水煎至500g即成。隔日1剂，可连续食用。具有补中益气、除烦渴、止泄泻的功效。适用于消化性溃疡。

（3）取黄鱼肉150g，胡椒粉2g，葱花5g，生姜末5g，精盐2g，味精2g，火腿末10g，猪油15g，莼菜50g，糯米100g。黄鱼肉切成小丁块，莼菜用开水烫透，捞出放入碗中。糯米淘洗干净放入锅中，加1000ml水，置火上烧开，待米粒煮至开花时，放入黄鱼肉丁、味精、葱姜末、火腿末、猪油煮成粥，调入味精、胡椒粉拌匀，盛入莼菜碗内即成。日服1剂，分数次食用。具有开胃益气、明目安神的功效。适用于消化性溃疡。疮疡肿毒者慎食。

（4）取卷心菜200g，小虾米25g，猪肉末50g，精盐2g，味精1g，猪油25g，糯米100g。将糯米淘洗干净，用水浸泡。再将卷心菜清洗干净，切成细丝。炒锅

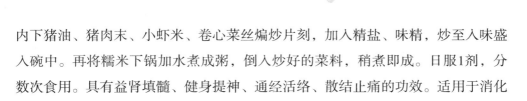

内下猪油、猪肉末、小虾米、卷心菜丝煸炒片刻，加入精盐、味精，炒至入味盛入碗中。再将糯米下锅加水煮成粥，倒入炒好的菜料，稍煮即成。日服1剂，分数次食用。具有益肾填髓、健身提神、通经活络、散结止痛的功效。适用于消化性溃疡。

（5）取鲜藕200g，糯米100g，红糖适量。将鲜藕洗净，切成小块，与红糖和淘洗干净的糯米一同入锅，加水用大火烧开，再转用小火熬煮成稀粥。佐餐食用。每日早、晚分食，温热食用。具有健脾开胃、养血止泻的功效。适用于贫血、消化性溃疡、慢性腹泻。

（6）取新鲜香菇20g，冬笋15g，熟火腿肉30g，大枣20枚，麦片30g，糯米100g，鲜汤、黄酒、葱、生姜、精盐、麻油各适量。将熟火腿肉、洗净的冬笋切成小碎丁。大枣洗净，剖开去核，切成枣肉丁。香菇洗净，撕碎。将糯米淘洗净，放入锅中，加适量鲜汤，大火煮沸后，加入火腿丁、冬笋丁、枣肉丁、香菇丝、麦片、黄酒、葱、生姜，用小火熬煮成稠粥，调入精盐、麻油即成。每日早、晚分食。具有益气健脾、消炎养胃的功效。适用于慢性胃炎、消化性溃疡。

（7）取猴头菇150g，大米100g，葱花、生姜末、精盐、味精各适量。将猴头菇用温开水泡发，去柄蒂，洗净，切碎，剁成糜糊状。大米淘净后入锅，加水适量，先用大火煮沸，加猴头菇糜糊，改以小火煨煮成黏稠粥，粥成时加葱花、生姜末、精盐、味精，拌和均匀即成。每日早、晚分食。具有调补脾胃、促进食欲、防癌抗癌的功效。适用于慢性胃炎、消化性溃疡、胃窦炎。

（8）取桂花卤25g，栗子50g，白糖100g，糯米100g。将栗子煮熟去壳，切碎成碎米状；再将糯米淘洗干净，放入锅中加水1000ml置火上烧开，加入栗子米一同煮成粥，再调入白糖、桂花卤，调匀稍煮即成。日服1剂，分数次食用。具有生津化痰、散寒暖胃、止痛的功效。适用于消化性溃疡。

❋ 65. 适合消化性溃疡患者的主食有哪些

（1）取党参20g，肉桂2g，大米100g。将党参片用冷水浸泡20分钟后，加水煎煮30分钟，去渣留汁，兑入淘洗干净的大米，加适量的水煮成软米饭。肉桂研成极细粉，兑入米饭中调匀，即成。当正餐食用。具有健脾温胃散寒的功效。适用于脾胃虚寒之消化性溃疡。

（2）取糖桂花4g，糯米粉500g，大米粉500g，赤豆100g，白糖100g。赤豆洗净煮烂备用。将糯米粉、大米粉、白糖倒在缸里，拌和取出500g用作面料，随后分次倒入清水，用双手抄拌至水全部吃尽，再把煮酥的赤豆倒入拌匀。取底部有孔眼的圆形木蒸桶一只，下面垫上一块纱布，把拌匀的糕料倒入，开着盖用旺火沸水蒸约20分钟左右，见蒸汽直冒，面上蒸粉呈五色时，再把少许用作面料的糕粉均匀撒在上面，加盖略焖片刻，即熟。取一只有活动衬笼的长方形木框，把蒸熟的糕倒入，用手撒平，再用一块木板，把木框连同糕倒覆在板上，取去衬笼、木框，在蒸糕上撒上糖桂花，用刀切成方块即成。当点心食用。具有补脾消瘀、养身健体的功效。适用于胃下垂、消化性溃疡等。

（3）取桂花3g，芸豆500g，大枣250g，红糖50g。将芸豆用水泡发后，放在锅内，加水适量，煮至熟烂，待冷，放在洁净的笼布里揉搓成泥备用。大枣洗净，水泡后去核，煮熟烂，趁热加红糖、桂花，拌至成泥，待冷备用。把芸豆泥摊在案板上，用铲或菜刀抹为约1cm厚的长片，上面再摊抹一层枣泥，纵向卷起，再用刀与糕条成垂直方向切成"回"字形糕块，整齐地码在盘中即成。当点心食用。具有补脾消肿的功效。适用于胃下垂、消化性溃疡等。

✳66. 适合消化性溃疡患者的菜肴有哪些

（1）取山楂糕50g，嫩藕250g，白糖30g，醋、味精各适量。将嫩藕洗净，去皮，切成丝，入沸水锅烫一下，捞出沥干水分。山楂糕切成丝。取盘将藕丝放入，山楂糕丝堆在藕丝上。白糖、醋、味精加适量水调成汁，浇在盘中即成。佐餐食用。具有活血化瘀、开胃消食的功效。适用于消化性溃疡、口腔炎、牙龈出血、鼻出血、慢性结肠炎等。

（2）取大鳝鱼500g，芽生姜150g，鸡蛋清1个，黄酒、精盐、味精、酱油、淀粉、麻油各适量。将鳝鱼宰杀，去头、内脏、骨、皮洗净切丝，放入碗内，加入精盐、味精、黄酒、淀粉、鸡蛋清上浆。芽生姜洗净去外皮切细丝，放入漏勺

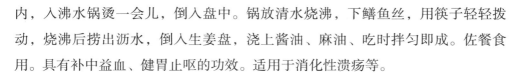

内，入沸水锅烫一会儿，倒入盘中。锅放清水烧沸，下鳝鱼丝，用筷子轻轻拨动，烧沸后捞出沥水，倒入生姜盘，浇上酱油、麻油、吃时拌匀即成。佐餐食用。具有补中益血、健胃止呕的功效。适用于消化性溃疡等。

（3）取菜花500g，熟胡萝卜15g，鸡蛋2个，青豆15g，植物油、笋汤、精盐、味精、黄酒、面粉、湿淀粉、麻油各适量。将菜花洗净，用沸水烫至六成熟时，捞出控干，冷却，切成1.5cm见方的丁。将熟胡萝卜去皮切成1.8cm见方的丁。取一碗，放入清水适量，加入面粉、鸡蛋清、味精、精盐搅匀。炒锅上中火，加油烧至六成热，将菜花放入拌好的蛋粉糊中，挂糊后分散放入锅中，用手勺翻动几次，呈白玉色时捞起控油，即成素虾仁。炒锅内留底油少许，烧热后放入胡萝卜煸炒一下，随即加入黄酒、精盐、笋汤烧沸，再放入青豆、味精，用湿淀粉勾稀芡，下入炸好的素虾仁，颠翻几次，淋上麻油即成。佐餐食用。具有健脾开胃的功效。适用于消化性溃疡等。

（4）取鲜猪肚500g，海螵蛸2g，浙贝母15g，乳香10g。用适量面粉与猪肚反复干揉，至猪肚上的黏液全被黏去，然后用水冲洗干净；把猪肚与药物放在一起，加少许盐和适量凉水用小火煎煮猪肚熟透为宜，再滤去药渣，将猪肚切碎放容器内备用。每日2次，每次50g。以3～5天为1个疗程。佐餐食用。具有养胃消胀、愈合溃疡面的功效。适用于消化性溃疡等。

（5）取香蕉600g，西瓜皮500g，白糖30g，玉米须50g，山楂20g。将香蕉去皮，切成厚片，放碗中加白糖，用湿绵纸封碗口，上笼蒸30分钟。西瓜皮去外表硬皮，洗净，切成小块，同玉米须、山楂一起下锅煮20分钟，取汁100ml，再煮一次，共收汁200ml，用3层纱布过滤待用。将蒸香蕉的原汁和收取的西瓜汁及煮好的西瓜皮，倒入锅中加白糖烧浓，浇在香蕉上即成。佐餐食用。具有养阴润肠的功效。适用于单纯性肥胖症、脂肪肝、消化性溃疡、原发性高血压、冠心病、习惯性便秘等。

（6）取卷心菜200g，植物油、花椒、湿淀粉、精盐、醋各适量。卷心菜用菜梗，洗净后拍松切块。将炒锅加油烧热，投入花椒，炒出香味后捞出，倒入卷心菜煸炒约2分钟，烧开后放醋、精盐，湿淀粉勾芡即成。佐餐食用。具有补肾健胃、降脂减肥的功效。适用于消化性溃疡、单纯性肥胖症。

（7）取水发腐竹150g，菠菜300g，水发海米20g，水发粉丝30g，植物油、花椒、精盐、味精、生姜丝各适量。将腐竹洗净，放入沸水锅内稍煮，晾凉后切成3cm长的段。菠菜择洗干净，切成4cm长的段，入沸水中略烫捞出，入冷水中过凉，捞出挤干水分。大碗中放入腐竹段、菠菜、海米、粉丝，再加入精盐、味精拌匀，撒入生姜丝。炒锅上中火，放油，烧至四成热时，下花椒炸至褐色、出香味后，将花椒弃掉，起锅将油浇在碗内腐竹上，用筷子拌匀，盛入盘中即成。佐餐食用。具有健脾开胃、补益肝肾的功效。适用于贫血、慢性胃炎、慢性肝炎、脂肪肝、消化性溃疡、习惯性便秘等。

（8）取苦瓜300g，鸡脯肉250g，植物油、黄酒、精盐、淀粉各适量。将苦瓜洗净，划开，挖去籽、瓤，切成薄片，用精盐腌过后在沸水内烫一烫，令其苦味大减。将鸡脯肉切成薄片，用精盐、黄酒、淀粉调和搅匀。炒锅上火，放油烧热，先下苦瓜急炒至快熟后搁锅边，随后下鸡肉片急炒至熟，与苦瓜合拌，装盘即成。佐餐食用。具有清热解毒、补脾开胃的功效。适用于消化性溃疡、慢性胃炎、糖尿病。

67. 适合消化性溃疡患者的汤羹有哪些

（1）取猴头菇250g，黄芪50g，鸡肉500g，胡椒粉、生姜、葱白、黄酒、精盐、味精各适量。将猴头菇洗净，用温水泡发好，捞出，洗净，切片，发猴头菇的水用纱布过滤待用；将鸡肉洗净，剁块；再把黄芪揩净，切片；然后把鸡块、黄芪、生姜片、葱结、黄酒、发猴头菇的水和少量清汤放入锅内，用旺火烧沸，后改用小火烧炖90分钟，下猴头菇片，再煮45分钟，加入精盐、味精和胡椒粉，盛入汤盆即成。佐餐食用。具有助消化、利五脏、补中益气、养血生津的功效。适用于消化性溃疡。

（2）取甘蓝150g，虾仁6g，水发鱿鱼丝10g，水发海参丝6g，香菜末、精盐、黄酒、麻油各适量。将甘蓝洗净后切细丝。炒锅加鲜汤、精盐、黄酒烧沸，下入虾仁、鱿鱼丝、海参丝、甘蓝丝煮沸约5分钟，淋入麻油，撒上香菜末即

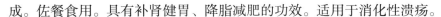

成。佐餐食用。具有补肾健胃、降脂减肥的功效。适用于消化性溃疡。

（3）取猴头菇30g，海带30g，葱、蒜、植物油、精盐、味精各适量。将海带用清水浸泡，洗去咸味，切成条状。取猴头菇洗净，温水泡发好，切成块。然后一起投入锅内加水适量煮汤，汤沸后加入油、盐、蒜、葱少量，再煮片刻后即可食之。佐餐食用。具有健脾消食、益五脏、软坚化痰、散结消瘿的功效。适用于消化性溃疡等。

（4）取鲜猴头菇250g，鸡蛋清5个，豌豆苗25g，黄酒、精盐、味精、湿淀粉、鲜汤各适量。将猴头菇去根，入沸水中略烫捞出，挤干水，顺毛批成片，放入碗内，加黄酒、味精、鲜汤250g，上笼蒸烂，取出，留出原汁，用洁净纱布吸干猴头菇片。在一只碗内放鸡蛋清2个、湿淀粉搅匀成糊，放入猴头菇片逐一挂糊，放入沸水锅中烫熟，捞出。将鸡蛋清3个打成泡沫状，加入鲜汤，入笼蒸熟取出，蒸时笼盖要半虚掩，以免鸡蛋清胀溢出碗。汤锅上大火，倒入鲜汤500g烧沸，倒入蒸猴头菇的原汁，放入豌豆苗、猴头菇片、精盐、味精，舀入蒸透的芙蓉蛋，出锅，倒入大汤碗内即成。佐餐食用。具有补气养胃的功效。适用于消化不良、消化性溃疡、慢性胃炎、高血压等。

（5）取卷心菜50g，水发黑木耳6g，鸡蛋1个，小馄饨皮50g，精盐、味精、麻油各适量。将鸡蛋打入碗内搅匀。卷心菜洗净后切丝。黑木耳拣杂洗净。馄饨皮一切为二。锅放水烧沸，下馄饨皮、卷心菜丝、黑木耳，煮5分钟后倒入鸡蛋液，加精盐、味精，煮沸后淋入麻油即成。佐餐食用。具有补肾健胃、降脂减肥的功效。适用于单纯性肥胖、消化性溃疡。

（6）取鲜墨旱莲50g，大枣10枚。将将墨旱莲和大枣洗净，一同放入锅中，加适量的水，煨汤，熟后去渣即成。佐餐食用。具有滋补肝肾、养血止血的功效。适用于消化性溃疡。

（7）取桂花5g，大枣250g，白糖30g。将大枣洗净，用开水泡2小时，捞出，控干水。锅内添水，放白糖，烧开，撇去浮沫，大枣下锅，用中火煨，翻搅，待糖炒黏时，入桂花，装盘晾凉食用。佐餐食用。具有补脾和胃的功效。适用于胃下垂、消化性溃疡等。

（8）取白花蛇舌草50g，干猴头菇100g，砂仁3g，乌鱼1条（约500g），葱、生姜、精盐、湿淀粉、食碱各适量。将乌鱼剖杀，弃去头、鳞；鳃、内脏等，洗净，斜切成片，备用。猴头菇用热水泡软，捞出挤干，去除根蒂，再换热水泡发，加入适量碱，反复数次，直至菌体完全酥软，捞出，再用清水反复洗去碱，切成薄片，备用。白花蛇舌草洗净，砂仁洗净、砸碎，与葱、生姜同装入纱布袋，扎紧口。将以上各料同入砂锅，加清水适量，大火煮沸后，改用小火煨煮50分钟，捞出纱布袋，加入湿淀粉勾芡，呈稠黏之羹，加精盐后，再煮沸即成。佐餐食用。具有养阴清热、益脾健胃、护膜解毒的功效。适用于消化性溃疡。

❋ 68. 适合消化性溃疡患者的果蔬汁有哪些

（1）取番茄200g，马铃薯150g。马铃薯切块加水300ml煮30分钟，滤出清汁。将番茄洗净，榨成汁液。将以上汁液混匀即可饮用。当饮料饮用。具有健脾养胃的功效。适用于消化性溃疡。

（2）取胡萝卜、卷心菜、苹果各500g，蜂蜜少许，凉开水适量。将胡萝卜洗干净，去头尾，去皮，切成细块；苹果去皮，去核心，切成小块；卷心菜洗干净，切块。把胡萝卜、苹果、卷心菜三种用料放入搅打机中，搅打后过滤取汁。往果菜汁中加入蜂蜜，即成。当饮料饮用。具有健脾养胃的功效。适用于消化性溃疡、高血压、糖尿病等。

（3）取卷心菜250g，橘子200g，柠檬50g，冰块2~3块。将卷心菜洗净，叶剥下，剁碎。若不习惯饮用生蔬菜汁，可将卷心菜用开水烫一下，再剁碎。橘子剥皮，撕开内膜，去核。将卷心菜，橘子放入组织捣碎机内，捣碎出汁。再用纱布过滤，注入放有冰块的杯中。直接将整片柠檬放入搅匀的果蔬汁中饮用。在盛有果蔬汁的杯内加入2~3块冰块，即可饮用。如酸味过重，可适量加些糖或蜂蜜。当饮料饮用。具有补肾健胃的功效。适用于消化性溃疡，肾脏病。

（4）取卷心菜250g，李子200g，柠檬50g，冰块2~3块。将卷心菜洗净，叶剥下，剁碎。若不习惯饮用生蔬菜汁，可将卷心菜用开水烫一下，再剁碎。李子洗净，切成两半，去核。在玻璃杯中加入冰块。将卷心菜、李子、柠檬（连皮）

放入家用组织捣碎机内，捣碎出汁。用纱布过滤，注入盛有冰块的杯中。柠檬也可连皮放入两层纱布中，挤出汁，也可直接将整片的柠檬放入搅匀的果蔬汁中饮用。若再加数滴白兰地酒，则更别有风味。当饮料饮用。具有健脾益胃润肠的功效。适用于消化性溃疡、便秘。

（5）取卷心菜200g，胡萝卜100g，苹果80g，柠檬100g，凉开水适量。将卷心菜，苹果，胡萝卜洗净。胡萝卜去皮，切成片；柠檬切片，用榨汁机榨取其果汁；苹果削皮，去蒂及核芯部分，切成适当大小块状。将胡萝卜，苹果和卷心菜一起放入榨汁机内压榨取汁，最后加入柠檬汁搅匀，倒入玻璃杯内加冰块饮用。当饮料饮用。具有健脾益胃的功效。适用于消化性溃疡。

（6）取卷心菜200g，胡萝卜100g，香蕉40g，橘子80g，柠檬50g。将胡萝卜洗净切片；卷心菜洗净，一片片掰开；香蕉去皮，切成小段；柠檬、橘子去皮、核。将卷心菜、胡萝卜、香蕉、橘子、柠檬一起放入榨汁机内压榨取汁，最后倒入玻璃杯内，加入少许冰块。当饮料饮用。具有健脾养胃的功效。适用于消化性溃疡。

（7）取荠菜250g，胡萝卜150g，蜂蜜适量。将荠菜洗净，切碎；胡萝卜洗净，切小块，加适量的冷开水，一起放入榨汁机中，搅打成泥，过滤压榨出汁，倒入杯中。将蜂蜜加入杯中，调匀即可。当饮料饮用。具有止血降压、健脾养胃的功效。适用于消化性溃疡、高血压。

（8）取小白菜250g，精盐、白糖各适量。将小白菜洗净，切碎，以精盐少许腌拌10分钟，用洁净纱布绞成汁液，加白糖适量。每日3次，空腹饮用。具有凉血止血的功效。适用于消化性溃疡出血。

四、防治消化性溃疡从经常运动做起

✳ 69. 运动疗法适合哪些消化性溃疡患者

消化性溃疡患者运动疗法的适应证大致如下：①全身一般情况尚可的消化性溃疡患者；②消化性溃疡并发出血、幽门梗阻的患者，经非手术治疗后症状已缓解，处于恢复期；③消化性溃疡出现严重并发症，经手术治疗后身体一般情况恢复较好者。

以下类型的消化性溃疡患者应慎用或忌用运动疗法：①消化性溃疡患者有穿孔、出血或癌变可能时，不宜应用运动疗法；②消化性溃疡患者有明显幽门梗阻时，也不宜应用运动疗法；③消化性溃疡处于活动期的患者，要避免或减少腹部运动，以免增加出血或穿孔的可能；④消化性溃疡患者伴有严重器官功能衰竭时，不宜应用运动疗法。

✳ 70. 消化性溃疡患者做运动有何作用

运动疗法是消化性溃疡康复保健的基本措施之一，其具有以下作用。

（1）增强消化系统的功能：运动疗法对消化系统具有良好的影响。一般的运动锻炼，可以增强消化系统的功能，使胃肠蠕动加强，促进消化液的分泌，加强胃肠的消化和吸收功能。运动锻炼可以增加呼吸的深度与频率，促使膈肌上下移动和腹肌较大幅度的活动，从而对胃肠道起到较好的按摩作用，可改善胃肠道的血液循环，有利于保持胃肠道黏膜的完整性，加强胃肠道黏膜的防御机制，这对于促进消化性溃疡的愈合，具有重要意义。此外，适宜的运动锻炼可以使机体内脏器官的血液循环加快，这不仅可改善胃肠道的功能，还可以调节肝脏、胰腺等消化器官的功能。

（2）调节神经系统的作用：机体的生理功能是由中枢神经系统调节控制和维持的，中枢神经系统的功能，尤其是大脑皮质的功能，与本体感受器和外感受器的传入神经冲动的刺激调节有关。人体患病后，各种感受器的传入神经冲动减少，于是大脑皮质对自主神经中枢的调节作用减弱，全身的生理功能也相应降低。运动疗法可以通过肌肉的活动，加强本体感受刺激传入大脑，可以提高大脑皮质的协调性和灵活性，使兴奋与抑制得到新的平衡，从而改善大脑皮质对自主神经系统的调节作用，调节内脏的功能，从而促进消化性溃疡的康复愈合。

（3）改善心血管系统的功能：运动疗法可以提高心脏的功能，加强心肌的收缩力，增加心脏的功能储备，扩张冠状动脉，改善冠脉循环，降低血脂水平，增强动脉血管弹性，改善血液循环，预防心血管疾病的发生。通常消化性溃疡患者多为中老年人，这些中老年人同时也进入了冠心病、高血压等心血管疾病的高发年龄。因而，消化性溃疡患者坚持运动疗法，不仅可促进溃疡病的愈合，对预防心血管疾病也有一定作用。

（4）其他方面的作用：运动疗法可以使血液中的红细胞、白细胞和血红蛋白增加，提高人体的营养水平和代谢能力，增强机体的免疫功能。

运动疗法还可以保持肌张力，减缓或防止肌萎缩和肌纤维的退行性变化；增强关节的稳固性，提高关节的灵活性。经常进行体育锻炼的人，其脊柱和四肢关节都较灵活，对预防颈椎病、退行性关节炎等有一定作用。

71. 消化性溃疡患者的运动有何原则

消化性溃疡患者采用运动疗法进行康复保健，应遵循以下基本原则。

（1）要根据消化性溃疡患者的年龄、体质、病情和兴趣，选择适宜的运动项目、运动强度和运动时间。对于中年以上的患者，应特别注意其心血管系统的功能情况，是否能够与所选择的运动锻炼方法相适应。

（2）循序渐进，逐渐加大运动量。在开始进行运动锻炼时，运动量以小为宜。随着患者机体健康状况的改善，运动量可逐渐加大，达到应有的运动强度后即应当维持在此水平上坚持锻炼，严禁无限制加大或突然加大运动量，以免发生副作用。

（3）消化性溃疡患者不宜在饭后进行剧烈运动，也不应在剧烈运动后立即进食。一般较大运动量的体育锻炼应在饭后1小时后进行，饭后进行一般散步则有助于消化和吸收。

（4）消化性溃疡患者的运动疗法，要注意全身运动与局部运动相结合，才能取得较好的康复保健作用。一般以全身运动为主，同时注意配合一些适当的按摩治疗，对症状改善可有一定帮助，可能对改善胃肠道的血液循环有一定作用，以促进溃疡的愈合。

（5）持之以恒，长期坚持。运动疗法对消化性溃疡的康复保健具有一定的作用，但非一日之功，只有长期坚持，才能取得预期的效果。因为机体的神经系统、内脏器官及肢体功能的完善，身体体质的增强，是要通过多次适当运动量的刺激和强化，才能获得的。通常，消化性溃疡的症状消失较快，但溃疡愈合需要一定时间。

✳72. 消化性溃疡患者如何运动

运动对消化性溃疡有着积极预防与治疗效果。早在三国时期，名医华伦就创造了"五禽戏"，而后又发展出了太极拳、太极剑、太极刀、气功、八段锦等。倡导"一身动则一身强"，不仅用来锻炼身体，增强体质，而且用来治疗疾病。运动疗法是防治消化性溃疡的有效措施。应根据患者的年龄、性别、体质、病情等具体情况，制定出科学的，合乎实际的锻炼项目和运动强度。对消化性溃疡活动期的患者，可做少量床上体操或散步。对康复期的患者可经常做广播操、打太极拳、舞太极剑、散步、快走、跑步、进行球类活动、游泳等，应循序渐进，持之以恒。

在消化性溃疡活动期单纯用运动疗法是不够的，应在综合治疗的同时，适当给以运动疗法。运动疗法不但能增加肌肉的活动量，对神经状态也有良好的反应，可以改善呼吸、消化与血液循环，促进机体的代谢。运动疗法对消化性溃疡虽然有效，但必须持之以恒。要掌握好运动量，锻炼时要避免做带有腹肌静止用力的练习，因腹肌过度使劲会增加腹压促使病情加剧。动作应有节奏性，这对改善神经系统的功能十分重要。此外，不要在空腹时进行锻炼。对于活动期溃疡病，应根据患者的具体情况，首先在床上进行体操锻炼，活动量可以逐渐增加，往往可以起到辅助治疗的作用。出现腹部急剧疼痛、上消化道出血、腹泻时，均不宜进行锻炼，以免引起出血或溃疡穿孔。

✽ 73. 消化性溃疡患者可进行哪些运动

消化性溃疡患者康复保健可采取的运动疗法的具体方式如下。

（1）散步：采用速度缓慢、全身放松的步行，时间每次20～30分钟，运动量宜小，特别适宜在风景优美的环境里步行2km左右。可以调节中枢神经系统，改善全身及胃肠功能，对消除腹胀、嗳气等症状，促进溃疡愈合有一定作用。

（2）医疗步行：医疗步行是采用一种对距离和速度有一定要求的步行法。其运动量根据需要而定，并循序渐进地增加，以达到一定的锻炼效果。通常根据环境条件设计以下几条不同运动量的路线，酌情选用。①第1条路线：来回各步行400～800m，每3～4分钟走200m，中间休息3分钟。②第2条路线：来回各步行1000m，用15分钟走1000m，中间休息3～5分钟。原速返回。③第3条路线：来回各步行1000m，其中有5°～15°坡路200m，用15～18分钟走完1000m，休息5分钟，原速返回。一般先选择第1条路线进行步行锻炼，每天1～2次，经两周左右的时间待患者适应后，再进行第2条路线的步行锻炼，依此再过渡到第3条路线的步行锻炼，并长期坚持。

（3）慢跑：慢跑是一种全身放松的慢速度跑步，适于有一定锻炼基础的消化性溃疡患者。跑步时要求全身放松，先足跟着地，而后全脚掌着地。慢跑时间可从5分钟开始，逐渐延长到15分钟，甚至30分钟。从医疗步行向慢跑的过渡可采用走跑交替的方式，例如，走30秒或1分钟，然后慢跑30秒或1分钟。这样，可逐步适应慢跑锻炼。

（4）骑自行车：骑自行车是我国人民喜爱的运动方式。一般可选择来往车辆较少、环境优美、空气新鲜的公路或体育操场进行骑自行车锻炼，可每次骑车锻炼30分钟，每天1~2次。骑自行车锻炼时的车速以每小时10km左右为宜。如有条件采用室内功率自行车锻炼，速度可采用每分钟50~60转，并通过调整阻力来掌握适当运动量。

（5）胃、十二指肠出血已愈，无明显自觉症状、大便潜血试验阴性的患者的锻炼以太极拳为主。可练全套简化太极拳或选其中几节动作，如云手、如封似闭、揽雀尾等反复练习，每天1~2次，每次8~10分钟。一般要求练后全身发热，微汗为宜。运动量可通过架势和重复次数来控制，并应根据不同体质和病情进行调整。

（6）保健操：见"消化性溃疡患者如何做保健操"。

适用消化性溃疡患者的运动项目还有划船和非竞赛性的小球活动，如乒乓球、羽毛球、门球、网球、板羽球等。划船和慢跑、小球可隔日交替进行。

✳74. 消化性溃疡患者如何做保健操

（1）屈膝抬臀：仰卧位，屈膝，两足底踏床面，将臀部抬起，再将臀部放下，抬起时吸气，要求腰背肌紧张用力，并将肛门收缩上提。臀部放下时呼气，肌肉完全放松。重复10~30次。

（2）抱膝压腹：仰卧位，两手抱膝压腹部，上身稍抬起。还原时两手松开，两腿伸直，反复进行，以发展腹肌力量。重复10~30次。

（3）屈腿仰卧起坐：仰卧位，屈膝屈髋各90°左右，两手指交叉抱头后枕部，开始练习时可借助床头的横档压住足背然后起坐，待腹肌锻炼有一定力量后，可不借助床头横挡，自行坐起。此练动作可增强腹肌和髂腰肌力量。重复

10~20次。

（4）模仿蹬自行车运动：仰卧位，双腿抬起，模仿蹬自行车动作。可增强髂腰肌、腹肌、骨盆肌和下肢肌肉力量。重复20~50次。

（5）双腿抬高：仰卧位，两下肢伸直，同时腹肌收缩，使两下肢抬起，与床面呈70度角，再慢慢放下。抬起时吸气，放下时呼气，全身肌肉放松。重复10次左右。

（6）肩背倒立：仰卧位，两脚踩墙，两手扶腰部使腰臀部挺起呈肩背倒立，维持一会儿放下。自然呼吸。重复10~20次。

练习前先解小便，宽衣松带，最好在饭后2小时左右进行，运动时的最高脉搏数要控制在每分钟120次以下。每天可练1~2次。

五、防治消化性溃疡从心理调适做起

✻ 75. 影响胃肠健康的心理因素有哪些

对胃肠道来讲，任何心理变化，对它都有不同程度的影响，胃肠道可以说是人体中对心理变化最敏感的器官系统。以下几种心理状态对胃肠健康影响更大。

人到中年以后，在家庭和社会方面都承担较大的责任和义务，对他们心理最大的冲击是完成职责的压力。开始自感年富力强，精力充沛，知识和经验丰富，自愿发愤努力，想在事业上获得更大成就，因而在工作任务上可能过重加码，完成任务的压力也就更大。他们可能起早晚睡、吃不定时，饱一餐饥一餐，来不及注意饮食卫生。从医学角度看，人到中年后，各器官包括消化道器官生长发育已经成熟，各种功能已健全。但中年的成熟，就意味着衰老的开始，随着年龄不断增长，各种功能将逐渐衰退，因而中年以后常出现上进心理的压力和器官功能衰退之间的不平衡，造成过重的体力和精神负担；加上对正在退行的胃肠不加保健，就导致消化系统各种疾病的发生。中年以后多种消化系统疾病的发生率明显升高可能与上述的心理压力有关。

人的衰老是自然规律，是不可抗拒的，但是人们常常是心理学上跟不上生物学的变化。对衰老后导致的体力衰退、记忆力减退、视力下降、性功能减退、工作能力下降等所反映出的心理冲击很大，甚至皮肤脱屑所致的瘙痒感都可影响睡眠和情绪。由于衰老过程所出现的器官功能减退而造成身体不适应，还可造成某些人较重的疑病感。如有人摸到左下腹的便秘粪块就视为肿瘤，极大地影响情绪；由于有些中老年人在心理上对生物学衰老反应相当强烈，常造成情绪不稳定，这就不可避免地影响食欲和饮食卫生。衰老的心理学差异对胃肠的影响还表现在饮食方面，有的中老年人对饮食习惯、饮食量和进食过程未注意适应年龄而改变。有些人能很好地适应衰老过程，有些人则不易适应，这种不适应说到底就是生物学上已自然衰老，而心理上不愿衰老的矛盾，从而反映出来的一种消极情绪，这些人对生物学衰老，在心理上的准备不够，有些人虽不愿意老，但心理上有准备，并采取锻炼身体等积极态度，这种态度对胃肠可起到良好影响。

矛盾是普遍存在的，社会关系中会充满了各种矛盾，社会给人们提供不同的生活环境和条件，从而对人们心理产生不同的影响，也会产生不同的矛盾，人们对矛盾的认识和处理方法常有不同，因此，对同一件事物，不同人可出现不同的"七情"反应。如有些中老年人喜欢安静，甚至喜欢一个人生活，而有些人则惧怕孤独。中医学认为："七情过盛，五脏受损，喜伤心，忧伤肺，怒伤肝，思伤脾，恐伤肾。"中老年人常常情绪不稳，多愁易怒，这种情绪不稳可能与脑动脉硬化或性激素失调等有关。

✳ 76. 消化性溃疡患者如何避免精神紧张

长期紧张、精神抑郁或愤怒，恐惧或心情苦闷，忧思郁结，往往会引起或加重胃炎。通过对慢性胃炎病因学研究表明，紧张、焦虑、恐惧，在慢性胃炎的发生中起重要作用。那些工作中一直处于高度紧张状态的人员，如驾驶员、飞行员、企业管理者、医务工作者等的胃病发生率就高于普通人群。相对来讲，工作环境比较轻松的人员，其胃病的发病率就相对低些。情绪可以影响食欲，吃饭时没有胃口时进食往往不易消化，所以胃炎患者一方面在吃饭时要尽量避免谈论不愉快的事情，另一方面应尽量保持轻松愉快，即使在不吃饭的时候，也要尽量保持精神愉快，使已食之物不因心情变化而减慢消化。

消化性溃疡是一种典型的心身疾病，心理因素对消化性溃疡影响很大。精神紧张、情绪激动，或过分忧虑对大脑皮质产生不良的刺激，使得丘脑下中枢的调节功能紊乱，通过自主神经和肾上腺皮质而引起迷走神经兴奋，使胃酸和胃蛋白酶分泌增多、平滑肌痉挛、黏膜下血管痉挛缺血、黏液分泌减少。在上述变化的综合作用下，促进了胃黏膜的自身消化，从而形成溃疡。因此要注意劳逸结合，保持精神愉快，心情要开朗，尤其在进食过程中不要生气发怒。

✲ 77. 消化性溃疡患者如何采用心理疗法

中医将喜、怒、忧、思、悲、恐、惊称之为七情，人的七情所产生的情绪波动及因焦虑、怨恨、紧张等持续而强烈的精神刺激，均可导致消化性溃疡的发生、复发或久治不愈。此外社会及家庭环境的影响，如工作压力大、夫妻感情不和、子女管教困难等，也可影响消化性溃疡的发生。研究发现，容易激动和情绪不稳定、神经质、内向、焦虑、抑郁、自负性格的人易患消化性溃疡，长期愤恨、处于紧张状态下的人易患消化性溃疡。在第二次世界大战期间，由于人们长期高度紧张、情绪愤恨，消化性溃疡的发病率曾显著增高，此为最确切的事实。近来的研究发现，消化性溃疡患者发病前的一个重要生理因素是胃蛋白酶原的水平较高，但高蛋白酶原本身并不等于溃疡病，只有在心理、社会紧张刺激的激发下，才特别容易患溃疡病。高胃蛋白酶原血症的患者有两个典型的性格特征，一是竞争性格，二是过分自我抑制。因此，乐观的思想情绪，保持心情舒畅是防治消化性溃疡的一项重要措施。

心理应激能引起胃液分泌增加，动物实验和临床研究都证实了应激和胃酸分泌的关联。愤怒、激动、焦虑、恐惧能使胃液分泌和酸度升高，长期的情绪焦虑可使充血的胃黏膜发生糜烂。因此，现代已将溃疡病列为心身疾病范畴，除一般的饮食和制酸等治疗外，还应逐步消除心理、社会因素的紧张性刺激。溃疡病心理情绪的影响中，恼怒、忧愁等不良情绪危害最大，病后应注意调节，做到乐观豁达、节制恼怒，避免情绪上的大起大落。临床实例证明，即使是谈恋爱，也会成为激发溃疡病恶化的诱因。忧愁过度，必然也会郁恼在心，虽未能充分表露出来，但对胃肠及自主神经的持久刺激，同样会导致消化系统功能紊乱，不利于病情的控制。所以，溃疡患者应尽快恢复对社会的适应能力，尽可能地调整生活方式。

人生活在社会中，情志活动是对社会反应的自然流露，并非偶尔一怒，间或思虑即会对疾病产生影响的。精神刺激必须是长期的或剧烈的，才会影响疾病加重或复发，溃疡病也是如此。因此精神调护并不是取消七情活动，而是要正确地对待而已。有恼怒不要紧，关键是如何排遣疏泄，不致郁闷影响疾病的疗养。休闲娱乐是消除心理压力、烦恼的一种好方法，丰富的业余文化生活，琴棋书画，都可寄托情思，调节情绪，稳定情志，使消化系统功能协调，有利于疾病的好转。

期望值不要过大，不把自己的要求和目标定得过高，这样心情自然舒畅。不要求别人迎合自己的要求，以免大失所望。偶尔也要学会受点委屈，只要大前提不受影响，在小事上无须过分坚持。

在遇到挫折时，暂时避开。可做些喜欢做的事，如运动、看电影等，转移眼下的困境，暂时将烦恼放下。也可找人倾吐烦恼，把内心的烦恼告诉师长、知己，心情就会顿感舒畅。为别人做些事，帮助别人不仅可以使自己忘却烦恼，还可获得珍贵友谊。

高度的心理紧张容易导致消化性溃疡的发生。人在极度痛苦或悲伤过度时，伤心的泪水里含有两种神经传导物质，分别与人的紧张情绪和体内痛感的麻痹有关。而泪水能将这些物质排出，起到缓和紧张情绪的作用。哭可以缓解40％的精神压力。当一个人在精神上受到压力时，哭一场才能使心理保持平衡，防止在痛苦中崩溃，防止因高度紧张、极度痛苦、过度悲伤诱发消化性溃疡发生，此时不妨一哭。

六、防治消化性溃疡的西医妙招

———————————————

❋78. 消化性溃疡如何治疗

消化性溃疡的治疗分为一般处理和药物治疗。

（1）一般处理：大多数轻症患者可在门诊随诊，但应注意劳逸结合，发作期症状较重或有并发症时需休息或住院治疗。饮食上不必严格控制食谱，但进食要有规律，避免浓茶、咖啡及辛辣有刺激性的饮食；戒烟酒；禁用或慎用与溃疡发病有关的药物，如阿司匹林、吲哚美辛（消炎痛）等；同时避免精神过度紧张及情绪波动。

（2）药物治疗：主要包括降低胃酸的药物、根除幽门螺杆菌感染的药物和增强胃黏膜保护作用的药物。

1）降低胃酸的药物：包括抗酸药和抗分泌药两类。①抗酸药：有碳酸氢钠、氢氧化铝凝胶、碳酸钙、氧化镁、三硅酸镁等。抗酸药为碱性药物，它能中和胃酸，降低胃蛋白酶活性，促进溃疡愈合。使用原则一般为：在餐后1~3小时服用；睡前服一次可中和夜间胃酸，如疗效不理想可增加服药次数，但一般不超过2周，主张联合用药。②抗分泌药：这类药的作用是抑制胃酸分泌，故对治疗消化性溃疡有效，目前这类药已成为治疗溃疡病的首选药物，常用的有西咪替丁、雷尼替丁、法莫替丁、尼扎替丁、奥美拉唑、兰索拉唑等。③胆碱能药：这类药能减弱胃肠道运动和收缩力，从而减轻疼痛，增加食物和抗酸药物中和胃酸的效能，并能抑制胃和胰腺的分泌。

2）抗菌治疗：研究发现，消化性溃疡的最常见病因是幽门螺杆菌（HP）感染，也是消化性溃疡顽固不愈和早期复发的重要因素。因此，必须应用具有杀菌作用的抗生素来杀灭幽门螺杆菌。从治疗效果看，单用任何一种药物对幽门螺杆菌的根治率不超过40％；两种药物联合应用可提高疗效，但25％产生耐药性；三种或四种药物联合应用，可使幽门螺杆菌的根治率达到80％～90％，但副作用大，发生率约30％。铋盐是治疗幽门螺杆菌的有效和常用药物。

3）保护胃黏膜的药物：已知胃黏膜保护作用的减弱是溃疡形成的重要因素，因此保护胃黏膜，促进黏膜的修复是治疗消化性溃疡的重要环节之一。

4）促进胃动力的药物：在消化性溃疡病例中如有明显的恶心、呕吐、腹胀等，应给予促进胃动力药。

❋ 79. 溃疡病用药有何讲究

消化性溃疡是常见的消化道疾病，具有病程长、并发症多、容易复发的特点，因此，常用"难治的溃疡，难防的复发"来形容此病。其实，只要患者按照医嘱服药，并掌握好用药原则，树立战胜疾病的信心，同时加强自我保健，胃及十二指肠溃疡是完全可以治愈的。

掌握最佳服药时间治疗胃及十二指肠溃疡的药物有六大类：抗酸药（氢氧化铝、氧化镁等），主要是中和胃酸，降低胃及十二指肠内的酸度，其最佳服药时间是餐后60～90分钟；抗胆碱药（如颠茄等），能减少胃酸分泌，解除胃肠道平滑肌痉挛，延长胃排空时间，因其作用高峰在口服后60～90分钟，故服药时间在餐前15～30分钟为佳；H_2受体阻滞药（西咪替丁、雷尼替丁等）通过阻断H_2受体，减少胃酸分泌，为了不影响对食物的消化，应在临睡前一次服药，不仅保证疗效，而且能减少副作用。

掌握用药疗程。疗程不足是胃及十二指肠溃疡患者用药的大忌，也是导致该病复发的主要原因。据研究，十二指肠溃疡完全愈合需2～4周，胃溃疡完全愈合需4～6周。胃及十二指肠溃疡容易复发，尤其是十二指肠溃疡，治愈后若立即停药，复发率高达80％。因此，为防止复发，在胃及十二指肠溃疡治愈后，还应使用小剂量药物进行维持治疗，短则一年半载，多则三年五年。由于胃及十二指肠溃疡维持治疗时间较长，所以，不仅要考虑药物的疗效，更要注意使用药物的安全性。临床经验表明，用雷尼替丁150mg或法莫替丁40mg进行维持治疗，副作用小，可以有效预防此病复发。

讲究联合用药。在应用一种药物治疗效果不好时，可考虑两种或三种药物联用。如抗酸药与抑制胃肠蠕动的药物联用，或H_2受体阻滞药与抗酸药联用等，这样既可增加疗效，又可减少不良反应。近年来的研究发现，胃溃疡及十二指肠溃疡可因幽门螺杆菌感染引起，因此，必要时可联合使用抗生素。目前倾向于"三联疗法"，就是将胃得乐、甲硝唑、羟氨基青霉素联合使用。须注意的是，在治疗期间，要严禁服用对胃肠道有强烈刺激的药物，如激素类药物和解热镇痛类药物等。

✳ 80. 抗溃疡病药为何宜在餐前服用

（1）胃黏膜保护药：氢氧化铝或复方制剂、复方三硅酸镁、复方铝酸铋等，餐前服用可充分附着于胃壁，形成一层保护屏障；鞣酸蛋白餐前服可迅速通过胃进入小肠，遇碱性小肠液而分解出鞣酸，起到止泻作用。

（2）开胃药：如龙胆、大黄宜于餐前10分钟服用，可促进食欲和胃液分泌。

（3）促进胃动力药：甲氧氯普胺、多潘立酮、西沙必利、莫沙比利，餐前服用有利于促进胃蠕动和食物向下排空，帮助消化。

✳ 81. 如何合理选用抗消化性溃疡药物

消化性溃疡的诊断一旦确定，准确、合理地选择抗消化性溃疡药物就成为关键。科学、合理用药对于保证治疗效果，缩短疗程，减少患者痛苦，防止并发症的发生和复发都有着极其重要的作用。

根据溃疡的类型选药。近年来，随着对发病机制的深入研究，胃溃疡的发生是由于胃黏膜屏障减弱占主要地位，因此，在选药时应以保护胃黏膜屏障的药为主，如硫糖铝、果胶铋、麦滋林-S等，若胃酸偏高可辅以降低胃酸的药；因为十二指肠溃疡是以胃酸和胃蛋白酶增高起主导作用，选药时应以抑酸剂为主，辅以黏膜保护药，这样能迅速消除症状促进愈合。

测定胃酸分泌情况选药。一般来说，十二指肠溃疡胃酸高，而胃溃疡胃酸正常或偏高，但也有个体差异。因此，在治疗前最好做一次胃液分析，这样用药就更有针对性。治疗高胃酸患者应选用抑酸作用强的药，对于从未用过抑酸药的患者可首选雷尼替丁或法莫替丁，如疗效不好可选用抑酸作用更强的奥美拉唑，如胃酸正常者，不可滥用抑酸剂，以免引起胃内菌群失调，真菌"乘虚而入"造成麻烦。

清除幽菌，慎用铋剂。研究表明，幽门螺杆菌是影响溃疡愈合和导致复发的重要因素。因此，凡是患消化性溃疡的患者都应做幽门螺杆菌的检查。尤其下述情况更应积极考虑幽门螺杆菌的感染：①经抑酸剂正规治疗无效的消化性溃疡；②经常复发的消化性溃疡；③溃疡已愈合，但仍有症状者；④十二指肠球部溃疡伴有明显活动性胃窦炎的患者。如幽菌为阳性，可采用三联疗法（如奥美拉唑、阿莫西林、甲硝唑或德诺、阿莫西林、甲硝唑等），其中德诺连续服用不可超过6周。因此药属于铋剂，长期服用有细胞毒性和神经毒性，可引起头痛、关节痛、肝病和肾病。

根据病情，选择用药。难治性、顽固性十二指肠溃疡应首选奥美拉唑，待溃疡愈合后再用其他药物进行维持治疗。胃溃疡合并十二指肠反流时，可同时并用甲氧氯普胺（胃复安），以增加胃蠕动，促进胃排空。消化性溃疡伴有便秘者可并用具有缓泻作用的抗酸剂，如复方氧化镁散、复方铝酸铋（胃必治）等。消化性溃疡伴有腹泻者应并用具有收敛作用的抗酸剂如氢氧化铝、复方氢氧化铝（胃舒平）、果胶铋等。

注意用药禁忌，防止不良反应。胃溃疡不宜用抗胆碱能药物，因该类药物能促使胃张力低下，胃窦部潴留，从而使胃泌素分泌增加。肾功能障碍患者不可服用含镁抗酸剂，以免因高镁血症产生中枢神经系统和心脏的毒性效应。对于老年患者等于"雪上加霜"。抗胆碱能药可使青光眼、前列腺梗阻、反流性食管炎加重，因此对具有上述疾病的患者，慎用该类药物。

✳ 82. 什么是消化性溃疡的三联疗法

在胃和十二指肠内存在的幽门螺杆菌与消化性溃疡的发病关系极为密切。因此，对消化性溃疡的治疗，既应重视抗酸，也应重视抗菌，只有这样才能取得最佳疗效。目前，学者们推崇三联疗法，即三种抗酸、抗幽门螺杆菌药物相互搭配同时服用。最常用的三联疗法如下。

药物组合：①奥美拉唑20mg（1粒）+阿莫西林750mg（3粒，每粒含250mg）+甲硝唑400mg（2片，每片含200mg）。②奥美拉唑20mg+红霉素500mg（4片，每片含125mg）+甲硝唑400mg。③奥美拉唑20mg+阿莫西林750mg+红霉素500mg。

用法：任选上述一组药物服用，每种药物按以上剂量一日服2次（上、下午各1次），7～14日为一疗程。一疗程结束后，要再继续单独服用奥美拉唑2周，剂量和服法同前。

进行三联疗法时，应注意药物（特别是抗幽门螺杆菌药物）的不良反应，如甲硝唑可发生恶心和毛刺舌；阿莫西林、红霉素可出现腹泻、恶心、舌炎、过敏性荨麻疹、皮疹和药物热等，故应在医生指导和监视下用药。

✳ 83. 溃疡病出血应该怎么办

消化性溃疡出血治疗的原则是积极进行内科非手术治疗，内科非手术治疗无效时才考虑外科手术治疗。

（1）患者绝对卧床休息，尽量解除其顾虑和紧张情绪，与抢救无关的检

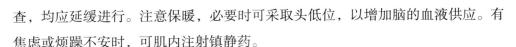

查，均应延缓进行。注意保暖，必要时可采取头低位，以增加脑的血液供应。有焦虑或烦躁不安时，可肌内注射镇静药。

（2）密切观察病情，注意血压、脉搏、呼吸、体温、小便量及一般情况。出血较多的患者，每0.5～1小时测量血压一次，每4～6小时查红细胞、血红蛋白。

（3）血压偏低或休克时应予吸氧。

（4）出血期间一般不宜禁食，因食物可抑制胃的饥饿收缩使血液凝固，其次可中和胃酸，供给营养。应给予少量多次流质饮食，如牛奶、豆浆、蛋汤、肉汤等。如有恶心、呕吐可暂停饮食，待呕吐停止，即可恢复饮食。

（5）及时补充血容量，防治休克。输血的指征为：①收缩压低于12kPa（90mmHg）；②脉搏120次/分以上；③血红蛋白7g以下；④有休克体征。出血量在300ml以下时机体可自身代偿，一般不必输血和输液；出血量在300～600ml时，通过输液可以纠正血压，可以不输血；出血量在600ml以上要尽快补充血容量。符合以上输血指征，输血宜早不宜迟。输血量可根据具体情况而定，每次输血300～400ml，如血红蛋白无回升，可再次输血。输血既可纠正休克，提高血红蛋白还有止血作用。

（6）及时应用止血疗法。止血措施除开输血外，还有应用止血药。常用的各种止血药如维生素K₁、酚磺乙胺（止血敏）、氨甲苯酸（止血芳酸）等，也可用西咪替丁、雷尼替丁、法莫替丁、奥美拉唑等抑酸针剂止血，口服凝血酶或注射凝血酶原复合物止血等，也可口服云南白药等中药止血，还可采用冰盐水洗胃等措施。

（7）在治疗溃疡病大出血过程中，必须注意检查和处理酸中毒及水电解质紊乱。大出血后，血钾、血钠丢失易引起电解质紊乱，同时也容易引起酸中毒。因此要注意及时补充和纠正。

（8）防止急性肾衰竭，保护心、脑、肾重要脏器的功能。大出血后血压下降，甚至休克，若未及时纠正，可影响心、脑、肾功能，如长时间休克可出现无尿，甚至肾衰竭。此时应在积极补液的基础上静滴20％甘露醇100ml，以达到每

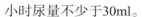

小时尿量不少于30ml。

（9）积极治疗溃疡病，预防最主要。

（10）若内科非手术治疗不能控制出血者，应考虑行外科手术治疗。

❋ 84. 治疗溃疡病出血的常用止血药物有哪些

临床上应用的止血药物有多种。常用于消化性溃疡出血的药物有：西咪替丁、雷尼替丁、法莫替丁、酚磺乙胺（止血敏）、卡巴克洛（安络血）、凝血酶、云南白药等。

西咪替丁等抗酸剂，虽没有直接的止血作用，但它可以通过减少胃酸分泌，防止血凝块溶解，促使溃疡愈合而对溃疡出血有较好的疗效。一般应用方法是西咪替丁200mg，每4～6小时1次，或雷尼替丁150mg，每12小时1次，出血量小的口服即可，大量出血则需要进行静脉输液给药，待一般状态好转，血压稳定后可改为口服。安络血可每次10mg，每日3次口服或静滴。云南白药一般是每次0.5g，每日3次口服。一般来说，可选用上述抗酸药中的任何一种与卡巴克洛（安络血）、酚磺乙胺（止血敏）、云南白药等几种药物中的任何1～2种联合应用，都可收其到良好的止血效果。另外，还可选用对局部血管有收缩作用而影响周身血压的药物，如去甲肾上腺素4～8mg加生理盐水150ml，分次口服；有的患者还可用垂体后叶素静滴，能有选择地减少60%～70%的内脏动脉血流，通常用垂体后叶素20单位加入500ml葡萄糖液或生理盐水中静脉滴入。

国外有人报道用生长抑素250μg稀释后缓慢静脉滴入，以后每小时注入250μg，治疗后8～12小时出血可停止。故生长抑素对非甾体抗炎药有关的十二指肠溃疡出血疗效甚佳。

❋ 85. 消化性溃疡患者如何使用麦滋林−S

作用与用途：能改善胃炎、胃溃疡、十二指肠溃疡等疾病的自觉症状与临床体证。

剂量与用法：口服，1小包/次，每日3次。此外还可根据年龄与症状给予适当增减。

制剂规格：每包0.67g。

✳ 86. 消化性溃疡患者如何使用泮托拉唑

作用与用途：质子泵抑制剂。作用机制同奥美拉唑。临床用于胃及十二指肠溃疡、反流行食管炎、卓-艾综合征。

剂量与用法：口服：每次40mg，每日1次（个别每日2次）。疗程2～4周。

制剂规格：片剂：40mg。

不良反应：偶可引起头痛、腹泻。极少见恶心、腹胀、皮疹、皮肤瘙痒及头晕，个别出现水肿、发热和一过性视物模糊。

✳ 87. 消化性溃疡患者如何使用西咪替丁

别名：西米替丁，泰胃美。

类别：组胺H_2受体阻滞药。

作用与用途：本品有显著抑制胃酸分泌的作用，能明显抑制基础和夜间胃酸分泌，也能抑制由组胺、分肽胃泌素、胰岛素和食物等刺激引起的胃酸分泌，并使其酸度降低，对因化学刺激引起的腐蚀性胃炎有预防和保护作用，对应激性胃溃疡和上消化道出血也有明显疗效。用于胃十二指肠溃疡、预防和治疗非甾体类消炎药引起的溃疡（NSAID溃疡）、预防危重患者发生应激性溃疡和出血、卓-艾综合征（对这类患者由于用药量大、用药时间长，应用本品不方便且副反应多，已渐被其他H_2受体拮抗剂和质子泵抑制剂所代替）、胃食管反流病（轻症）。

剂量与用法：成人口服每次0.2g，一日3次，饭后服用，睡前服0.4g，4～6周为一疗程。

不良反应：①消化系统，腹泻、口腔溃疡、肝损害（药物相关的血清转氨酶水平升高）。引起重度黄疸。②过敏反应，皮肤潮红、皮疹。静脉滴注引起高热。致过敏性休克。③心血管系统。心律失常。偶可因同时引起头痛及心律、呼吸增快不能耐受而停药。④神经系统。头痛、疲倦、头晕、疲乏、嗜睡、肌痛、癫痫发作。可致视物模糊。精神症状表现为记忆障碍、随地大小便、精神亢奋、胡言乱语。引起儿童视力下降。⑤血液系统。血小板减少、再生障碍性贫血、致粒细胞减少。⑥呼吸系统。致支气管哮喘，诱发或加重哮喘。⑦生殖系统。男子乳房发育、女性溢乳、阳痿、性功能下降。⑧泌尿系统。肾损害（肾小管酸中毒、血肌酐升高、水肿、少尿）、膀胱刺激征、急性尿潴留。⑨其他。脱发。

药物中毒：中毒可致药源性急性胰腺炎。

注意事项：孕妇及哺乳期妇女禁用；小儿，肝、肾功能不全患者慎用。

药物相互作用：由于本品的亲脂性和结合细胞色素P_{450}酶系统的能力，使其与许多药物发生相互作用。

制剂规格：①片剂：300mg，400mg，800mg。②胶囊剂：200mg。③注射液200mg/2ml。

✳ 88. 消化性溃疡患者如何使用兰索拉唑

别名：达克普隆。

作用与用途：本品主要是通过抑制胃黏膜壁细胞的质子泵，即抑制H^+-K^+-ATP酶的活性，从而强有力并持久地抑制胃酸分泌。用于治疗胃溃疡、十二指肠溃疡、反流性食管炎、卓-艾综合征（胃泌素瘤），每天服用1次即能迅速且有很高的治愈率，对吻合部溃疡，反流性食道炎也有效。

剂量与用法：成人口服：一次30mg，一日1次，治疗胃溃疡，吻合部溃疡和反流性食道炎，须连续服用8周，治疗十二指肠溃疡须服用6周。

不良反应：①严重的副作用。休克，过敏反应。偶有全血细胞减少、血小板减少、粒细胞缺乏症、溶血性免血；此外，有时出现粒细胞减少及贫血。②其他副作用。偶有黄疸，门冬氨酸氨基转移酶、丙酸氨基转移酶氨、乳酸脱氢酶等上升、有时出现皮疹、瘙痒、嗜酸性细胞增高、头痛、嗜睡、失眠、眩晕、震颤及消化系统副作用等症状。可引起关节疼痛及行走困难。

注意事项：①有药物过敏史者慎用，对本品成分有过敏史者禁用；②有肝功能障碍的患者慎用；③孕妇和哺乳期妇女慎用。

✱89. 消化性溃疡患者如何使用雷尼替丁

别名：甲硝呋胍、呋喃硝胺。

类别：组胺H_2受体阻滞药。

作用与用途：本品为组胺H_2受体拮抗剂。能抑制基础胃酸和刺激引起的胃酸分泌，可使胃酸减少，胃蛋白酶活性降低而且具有速效和长效的特点。临床用于良性胃溃疡、十二指肠溃疡、术后溃疡、反流性食管炎及胃泌素瘤。

剂量与用法：口服：每日2次，每次150mg，早晚饭时服。维持剂量每日150mg，于饭前顿服。有报道每晚1次服300mg，比每日服2次，每次150mg的疗效好。多数病例可于4周内收到良效，4周溃疡愈合率为46%，6周为66%，用药8周愈合率可达97%。用于反流性食管炎的治疗，每日2次，每次150mg，共用8周。对卓-艾综合征，开始每日3次，每次150mg，必要时剂量可加至每日900mg。对慢性溃疡病有复发史患者，应在睡前给予维持量。对急性十二指肠溃疡愈合后的患者，应进行1年以上的维持治疗。长期（应不少于1年）在晚上服用150mg，可避免溃疡（愈后）复发。吸烟者早期复发率较高。有关资料表明，用药1年后的复发率：胃溃疡约25%；十二指肠溃疡约32%。治疗上消化道出血，可用本品50mg肌注或缓慢静注（1分钟以上），或以每小时25mg的速率间歇静脉滴注2小时。以上方法一般一日2次或每6～8小时1次。在肾功能不全者，本品的血浆浓度升高，半衰期延长。因而，剂量应减少一半。老年人的肝肾功能降低，为保证用药安全，剂量应进行调整。

不良反应：①可有头痛、脱发和腹泻。②泌尿生殖系统。可引起夜间腰痛、血尿、尿量增多、尿崩症、泌乳、性功能下降、月经失调。③心血管系统。心律失常、诱发或加重哮喘、白细胞减少、血小板减少、贫血、关节痛、颜面部红肿及血管性水肿。④过敏反应。皮疹，口服致过敏性休克。⑤精神症状。⑥肝功能损害。

注意事项：胃溃疡患者应排除癌症后方可使用。严重肾功能不全者，剂量宜酌减。肝功能不全患者慎用。孕妇及哺乳期妇女禁用。8岁以下儿童禁用。

制剂规格①盐酸雷尼替丁片：0.15g；②盐酸雷尼替丁注射液：2ml：50mg，5ml：50mg；③盐酸雷尼替丁胶囊。

90. 消化性溃疡患者如何使用丽珠得乐

别名：枸橼酸铋钾。

作用与用途：本品在胃内能迅速崩解，在胃酸作用下水溶性胶体铋与溃疡面或炎症部位的蛋白质形成不溶性含铋沉淀，牢固地黏附于糜烂面上形成保护屏障，抵制胃酸与胃蛋白酶对黏膜面的侵蚀，并能刺激内源性前列腺素释放，促进胃黏液分泌，加速黏膜上皮修复，此外还有清除幽门螺杆菌的作用，临床用于治疗胃溃疡、十二指肠溃疡及红斑渗出性胃炎糜烂性胃炎。

剂量与用法：成人口服，每次1粒，一日4次，餐前半小时与睡前半小时服用。注意服药前后半小时不要喝牛奶或服用抗酸剂和其他碱性药物。

不良反应：少数患者可见便秘，灰褐色便、失眠及乏力等，停药后即可自行消失。

注意事项：严重肾功能不全者及孕妇禁用。

91. 消化性溃疡患者如何使用法莫替丁

别名：信法丁、保维坚、保胃健、高舒达、噻唑咪胺、胃舒达、愈疡宁、卡玛特。

作用与用途：本品为组胺H_2受体拮抗剂。对胃酸分泌具有明显的抑制作用，其作用强度比西咪替丁强30多倍，比雷尼替丁强6~10倍。健康人及消化性溃疡患者口服本品20mg对基础分泌及因给予各种刺激而引起的胃酸及胃蛋白酶分泌增加有抑制作用。临床用于胃及十二指肠溃疡、吻合口溃疡、应激性溃疡、急性胃黏膜出血、胃泌素瘤及反流性食管炎等。

剂量与用法：成人口服：每次20mg，一日2次，早、晚餐后，或一次40mg，临睡前服用，4～6周为一疗程。溃疡愈后的维持量可减半。上消化道缓慢静注或静滴20mg（溶于等渗盐水或葡萄糖注射液20ml中），一日2次。患者能口服时，静注应改口服。

不良反应：①少数患者可有口干、头痛、头晕、失眠、便秘、腹泻、面部潮红。②罕见有腹部胀满感、食欲缺乏及心率增加、血压上升、月经失调、泌乳、脱发等。③过敏反应有胸闷、气急、大汗、寒战、皮疹、荨麻疹。④偶有白细胞减少、轻度转氨酶增高等。精神症状。

注意事项：①对本品过敏者禁用。发生皮疹、荨麻疹应停药。②肝、肾功能不全者及婴幼儿慎用，肾功能不全者应遵医嘱调整剂量。③严重肾功能不全禁用。④孕妇、哺乳期妇女禁用。哺乳妇女必须使用时应停止哺乳。⑤对小儿的安全性尚未确立。⑥注意应排除胃癌后才能使用本品。

制剂规格：片剂：每片20mg。散剂：10%（100mg/g）。注射液：每支20mg（2ml）。

❋92. 消化性溃疡患者如何使用奥美拉唑

别名：洛赛克。

作用与用途：本品为胃壁细胞质子泵抑制剂，能特异性地抑制壁细胞顶端膜构成的分泌性微管和胞浆内的管状泡上的H^+、K^+-ATP酶，从而有效地抑制胃酸的分泌。由于H^+、K^+-ATP酶是壁细胞泌酸的最后一个过程，故本品抑酸能力强大。它不仅能非竞争性抑制促胃液素、组胺、胆碱及食物、刺激迷走神经等引起的胃酸分泌，而且能抑制不受胆碱或H_2受体阻断剂影响的部分基础胃酸分泌，对H_2受体拮抗剂不能抑制的由二丁基环腺苷酸（DCAMP）刺激引起的胃酸分泌也有强而持久的抑制作用。本品对胃蛋白酶分泌也有抑制作用，对胃黏膜血流量改变不明显，也不影响体温、胃腔温度、动脉血压、静脉血红蛋白、动脉氧分压、二氧化碳分压及动脉血pH。

静脉注射本品后，体内分布在肝、肾、胃、十二指肠、甲状腺等组织，分布容积为0.19～0.48L/kg，与细胞外液体积相当。半衰期为0.5～1小时，慢性肝病患者为3小时。本品主要在肝脏中经细胞色素P_{450}代谢，代谢产物主要为硫醚、砜和羟基衍生物。对胃酸的分泌无作用，代谢完全，仅少数以原形排泄。约有80%的代谢物经肾排出，部分（18%～23%）随粪便排出。有肠肝循环过程，血浆蛋白结合率高，达95%左右。肾衰患者对本品的清除无明显变化，肝功能受损者清除半衰期可有延长。主要用于：①消化性溃疡出血、吻合口溃疡出血；②应激状态时并发的急性胃黏膜损害，和非甾体抗炎药引起的急性胃黏膜损伤；③也常用于预防重症疾病（如脑出血、严重创伤等）胃手术后预防再出血等；④全身麻醉或大手术后及衰弱昏迷患者防止胃酸反流合并吸入性肺炎。

剂量与用法：静脉注射。一次40mg，每日1～2次。临用前将10ml专用溶剂注入冻干粉小瓶内，禁止用其他溶剂溶解。本品溶解后必须在2小时内使用，推注时间不少于20分钟。

不良反应：①消化系统。恶心、腹泻、腹痛。②神经系统。感觉异常、头晕、头痛、视力障碍。③致变态反应。表现为皮肤瘙痒、荨麻疹、气短、呼吸困难。④其他。有致严重不良反应者，如肝损害、阳痿。

注意事项：①对本品过敏者禁用。②本品抑制胃酸分泌的作用强，时间长，故应用本品时不宜同时再服用其他抗酸剂或抑酸剂。为防止抑酸过分，在一般消化性溃疡等病时，不建议大剂量长期应用（卓-艾综合征例外）。③肾功能受损者不须调整剂量；肝功能受损者需要酌情减量。④治疗胃溃疡时应排除胃癌后才能使用本品，以免延误诊断和治疗。⑤动物实验中，长期大量使用本品后，观察到高胃泌素血症及继发胃ECL-细胞增大和良性肿瘤的发生，这种变化在应用其他抑酸剂及施行胃大部切除术后亦可出现。⑥尽管动物实验未发现本品对妊娠期和哺乳期有不良作用，或对胎儿有毒性或致畸作用，但建议妊娠期和哺乳期妇女尽可能不用。

药物相互作用：①奥美拉唑可延长地西泮、苯妥英钠及其他经肝氧代谢药物的药效，如奥美拉唑与苯妥英钠合用，则需小心监测病情，且苯妥英钠应酌情减量。②奥美拉唑与经细胞色素P$_{450}$酶系统代谢的药物（如华法林）可能有相互作用。③因奥美拉唑能显著升高胃内pH，可能影响许多药物的吸收。④奥美拉唑与克拉霉素联合用药可增加中枢神经系统及胃肠道不良反应的发生率。

制剂规格：40mg/瓶。

✳ 93. 消化性溃疡患者如何使用甘珀酸钠

别名：生胃酮。

作用与用途：本品能增加胃黏膜的黏液分泌，减少胃上皮细胞的脱落，能在胃黏膜细胞内抑制胃蛋白酶原，在胃内可与胃蛋白酶结合，抑制酶的活力约50％，从而保护溃疡面，促进组织再生和愈合。本品还通过刺激肾上腺或增强内源性皮质激素的作用而呈现抗炎作用。本品为甘草次酸的半琥拍酸酯二钠盐，能增加胃黏膜的黏液分泌，使胃黏膜上皮细胞存活时间延长、再生加快，防止氢离子逆弥散，从而加强胃黏膜屏障。临床主要用于治疗慢性消化性溃疡，也用于轻度肾上腺皮质功能不全。治疗十二指肠溃疡的近期愈合率60％～70％，胃溃疡30％～67％，目前临床一般不单独用本品治疗溃疡病。

剂量与用法：口服：第1周50～100mg/次，每日3次；以后50mg/次，每日3次，饭后服。疗程4～6周，最长不超过3个月。

不良反应：本品副作用及不良反应较多，发生率约33.3％。①可有头痛、腹泻、潮红等不良反应。②长期应用也可引起水、钠潴留而出现水肿、血压升高、低血钾，甚至可发生心力衰竭，出现此情况时应停药。为消除水肿，可服保钾利尿剂氨苯蝶啶，长期服药患者饮食应限钠或酌情补钾。③心、肝、肾功能不全及老年患者慎用。④抗酸药及抗胆碱可能减少本品的吸收；正在使用洋地黄的患者不宜服用本品。

注意事项：①治疗期间宜予以低钠饮食，并适当补充钾盐，心、肝、肾功能不全者慎用，醛固酮增多症、低血钾等患者禁用。②抗酸药及抗胆碱药可能减少本品的吸收。③正在使用洋地黄的患者不宜服用本品。

制剂规格：片剂：50mg/片；胶囊剂：50mg/粒。复方甘珀酸钠片：为含甘珀酸钠及氢氧化铝等的复方片剂。

✳ 94. 消化性溃疡患者如何使用思密达

作用与用途：本品的主要成分为双八面体蒙脱石，系由双四面氧化硅单八面体氧化铝组成的多层结构，其粉末粒度达 $1 \sim 3\mu m$。该物质具有极高的定位能力。口服本品后，药物可均匀地覆盖在整个肠腔表面，并维持6小时之久。思密达可吸附多种病原体，将其固定在肠腔表面，而后随肠蠕动排出体外，从而避免肠细胞被病原体损伤。思密达对大肠埃希菌毒素、金黄色葡萄球菌毒素和霍乱毒素也有固定作用，同时减少肠细胞运动失调，恢复肠蠕动的正常节律，维护肠道的输送和吸收功能。此外，思密达还能减轻空肠弯曲菌所致的黏膜组织病变，修复损坏的细胞间桥，使细胞紧密连接，防止病原菌进入血循环，并抑制其繁殖。另外，思密达可减慢肠细胞转变速度，促进肠细胞的吸收功能，减少其分泌，缓解幼儿由于双糖酶降低或缺乏造成糖脂消化不良而导致的渗透性腹泻。思密达可通过和肠黏液分子间的相互作用，增加黏液凝胶的内聚力、黏膜弹性和存在时间，从而增强黏液屏障，保护肠细胞顶端和细胞间桥免受损坏。主要用于急、慢性腹泻，尤以对儿童急腹泻疗效为佳，但在必要时应同时治疗脱水。也用于食管炎及与胃、十二指肠、结肠疾病有关的疼痛的对症治疗。

剂量与用法：成人每日3次，每次1袋；两岁以上幼儿每日2～3次，每次1袋；1～2岁幼儿每日1～2次，每次1袋；1岁以下幼儿每日1袋。分两次服用。治疗急性腹泻首剂量应加倍。食管炎患者宜于饭后服用，其他患者于饭前服用。将本品溶于半杯温水中送服。

注意事项：本品可能影响其他药物的吸收，必须合用时应在服用思密达之前1小时服用其他药物。少数患者出现轻微便秘，可减少剂量继续服用。

制剂规格：散剂。每小袋内含双八面体蒙脱石3g，葡萄糖0.749g，糖精钠0.007g，香兰素0.004g。

✳ 95. 消化性溃疡患者如何使用甘草锌

作用与用途：动物实验证明，本品对大鼠慢性乙酸性胃溃疡、大鼠应激性胃溃疡、利舍平诱发的小鼠胃溃疡、幽门结扎引起的大鼠胃溃疡4种模型均有一定的保护和促进溃疡愈合的作用，用药组与对照组各项指标有显著差异。甘草的抗溃疡成分能增加胃黏膜细胞的己糖胺成分，提高胃黏膜的防御能力，延长胃上皮细胞的寿命，加速溃疡愈合；锌也有促进黏膜再生和加速溃疡愈合的作用，且长期服用不引起体内主要脏器微量元素的改变，也不引起锌的蓄积。据文献报道和生物利用度研究证明，锌是在十二指肠和近端小肠内吸收，人体锌的主要排泄途径为肠道。内服甘草锌2～4小时血锌即达最高浓度，6小时后恢复正常，不造成体内蓄积。

剂量与用法：①治疗消化性溃疡，片剂1次0.5g，颗粒剂1次10g，一日3次，疗程4～6周。必要时减半再服1个疗程巩固疗效。②治疗青春期痤疮、口腔溃疡及其他病症，片剂1次0.25g，颗粒剂1次5g，一日2～3次。治青春期痤疮疗程为4～6周。愈后每日服药1次，片剂0.25g，颗粒剂5g，服4～6周，以减少复发。③保健营养性补锌，一日口服0.25g即可，1次或分2次服用。颗粒剂1次1.5g，一日2～3次。④儿童用量每日按0.5～1.5mg/kg计算，分3次服用。胶囊1岁以内：一次约1/6粒，一日2次；1～3岁：一次约1/3粒，一日2～3次；3～5岁：一次2/3粒，一日2～3次；5岁以上一次1粒，一日3次。饭后服用。

不良反应：在治疗胃肠溃疡中，由于用量较大，疗程较长，个别患者可能出现排钾潴钠和轻度水肿的副作用，但停药后症状可自行消失。必要时可通过限制钠盐摄入量或加服氢氯噻嗪和枸橼酸钾或服小剂量螺内酯等对症处理，一般不影响继续用药。治疗其他疾病时由于用量较小，较少出现副作用。心、肾功能不全和重度高血压患者应慎用。

注意事项：①对本品过敏者禁用；②消化道溃疡者禁用；③应在确诊为缺锌症时使用，如需长期服用，必须在医师指导下使用；④心肾功能不全和高血压患者慎用；⑤如服用过量或出现不良反应，应立即就医；⑥当本品性状发生改变时禁止服用；⑦儿童必须在成人监护下使用；⑧请将此药品放在儿童不能接触的地方。

药物相互作用：本品勿与牛奶同服。本品勿与铝盐、钙盐、碳酸盐、鞣酸等同时使用。本品可降低青霉胺、四环素类药品的作用。如正在服用其他药品，使用本品前请咨询医师或药师。

✳ 96. 消化性溃疡患者如何使用吉法酯

作用与用途：本品为异戊间二烯化合物，具有加速新陈代谢，调节肠胃功能和胃酸分泌，加强黏膜保护等作用。作用机制可能是直接作用于胃黏膜上皮细胞，增强其抗溃疡因子的能力。适用于治疗胃及十二指肠溃疡，急、慢性胃炎，结肠炎，胃痉挛等。

剂量与用法：口服。对一般肠胃不适、胃酸过多、胃胀及消化不良等，可根据病情每次1~2片，每日3次。治疗消化性溃疡及急慢胃炎，每次2片，每日3次，饭后服用；症状较轻者疗程4~5周，重症者疗程2~3个月。儿童剂量酌减。

注意事项：孕妇忌用。治疗应按时服药，不可提前中断疗程。

制剂规格：片剂：每片0.4g。

外观检查：本品为微黄色并有微弱萜二醇味的液体，沸点165~168℃。溶于醇、醚、二甲基甲酰胺、丙酮、脂油，不溶于水、甲酰胺、乙二醇、丙烯醇和甘油。

✳ 97. 消化性溃疡患者如何使用胃速乐

别名：胃得乐。

作用与用途：本品具有调节胃酸过多、收敛及保护溃疡面的作用。用于胃溃疡、十二指肠溃疡、胃炎、胃酸过多及神经性消化不良等症。临床观察证明，服用本品后症状改善较快，但如疗程过短则往往容易复发。因此见效后宜坚持一较长疗程，一般轻度胃及十二指肠溃疡病、胃酸过多症等，服药3个月左右，症状可获明显改善甚至痊愈。

剂量与用法：口服，每日3次，每次2～4片，饭后嚼碎服用，或溶于少量温开水中送下。长期服用，待症状改善后可酌情减量。

注意事项：①胃酸缺乏患者忌用；②服用本品后，大便呈黑色为正常情况。

✲ 98. 消化性溃疡患者如何使用复方铝酸铋

别名：胃必治。

作用与用途：动物药效学实验表明，本品能显著减轻大鼠实验性胃炎的发生，以大鼠应激性和幽门结扎性胃溃疡有明显防治作用，但对调节谓液分泌没有明显影响。口服后，铝酸铋可在胃及十二指肠黏膜上形成保护膜，碳酸氢钠、碳酸镁可中和部分胃酸，从而防止胃酸和胃蛋白酶对黏膜的侵蚀破坏，促进黏膜和组织再生，利于溃疡愈合。本品中的辅助成分尚有消除大便秘结和胃肠胀气，增强胃及十二指肠黏膜屏障等作用。主要适用于胃及十二指肠溃疡、慢性浅表性胃炎、十二指肠球炎、胃酸过多症及神经性消化不良等。

用法用量：成人每日3次，每次1～2片，饭后嚼碎服。疗程为1～3个月；以后可减量维持，防止复发。

注意事项：①服药后偶见恶心、腹泻、停药后可自行消失；②服药期间大便呈黑色属正常现象，如排稀便可适当减量；③服用本品时应注意避免与四环素类合用以防止干扰后者的吸收。

✲ 99. 消化性溃疡患者如何使用胶体果胶铋

别名：维敏。

作用与用途：本品是一种新型胶态铋制剂，为物生大分子果胶酸（D-多聚半乳糖醛酸）与金属铋离子及钾离子形成的盐。本品在酸性介质中具有较强的胶体特性，可在胃黏膜上形成一层牢固的保护膜，增强胃黏膜的屏障保护作用，因此本品对消化性溃疡和慢性胃炎有较好的治疗作用。同时由于胶态铋剂可杀灭幽门螺杆菌，有利于提高消化性溃疡的愈合率和降低复发率。与其他胶态铋制剂比较，本品的胶体特性好，特性黏数为胶体碱式枸橼酸铋钾的7.4倍，此外，本品与受损伤黏膜的黏附性具有高度选择性，且对消化道出血有止血作用。胶体碱式枸橼酸铋钾在受损伤组织中的铋浓度为正常组织中铋浓度的3.1倍，而本品为4.34倍。临床试验证明，本品对消化性溃疡（含部分消化道出血病例）的总有效率为98.6％，愈合率为86.5％，对慢性胃炎症状减轻有效率为89.8％，对慢性胃炎病理好转率为84.7％，幽门螺杆菌阴转率为77.8％；以上结果均显著优于对照组。主要用于胃及十二指肠溃疡，也可用于慢性浅表性胃炎、慢性萎缩性胃炎和消化道出血的治疗。

剂量与用法：治疗消化性溃疡和慢性胃炎每次3～4粒胶囊，每日4次，于三餐前0.5小时各服1次，睡前加服1次。疗程一般为4周。治疗消化道出血，将胶囊内药物倒出，用水冲开搅匀服用，日剂量一次服用，儿童用量酌减。

注意事项：本品不良反应低，不影响肝、肾及神经系统，服药后血、尿、粪常规检查也无改变，但服药期间本品可使大便呈黑褐色。

制剂规格：胶囊剂：每胶囊50mg。

❋ 100. 消化性溃疡患者如何使用丙谷胺

作用与用途：胃泌素受体拮抗剂。有抑制胃液分泌，保护胃黏膜和促进溃疡愈合作用。用于胃及十二指肠溃疡、胃炎等。

剂量与用法：口服：每次0.4g，每日3次，饭前15分钟服用，连用30～60日。

制剂规格：片剂：0.2g。

❋ 101. 消化性溃疡患者如何使用胃仙U双层片

作用与用途：该片剂分内外两层。内层含抗溃疡素、淀粉酶；外层含甘草酸钠、葡萄糖醛酸、氢氧化铝、三硅酸镁、牛胆汁浸膏、薄荷脑、叶绿素等。具有保护胃黏膜、促进溃疡面愈合和中和胃酸、缓解胃痛的作用，并有助消化、促进营养吸收的作用。用于胃及十二指肠溃疡、胃炎、胃酸过多、消化不良及胃痛等。

剂量与用法：口服：每次1～2片，每日3次。饭后服用，连服10日。

制剂规格：片剂。

✳ 102. 消化性溃疡患者如何使用得每通

别名：得美通。

作用与用途：本药属于胰酶替代药品，用于治疗胰酶分泌不足，对脂肪、碳水化合物及蛋白质有水解作用。胶囊口服后，在胃中溶解，释放出数百颗胰酶超微微粒。这些微粒有肠溶包衣，可避免在胃酸中失活，并在胃内与食糜充分均匀混合。该微粒的大小可保证酶与食物同步地排入十二指肠；该产品肠溶包衣因其特殊的pH依赖性，在十二指肠的近端（pH≥5.5）便立即溶解，30分钟内释放出大于80％的活性酶，保证了适当的消化和及时的营养吸收。胰腺外分泌不足如：慢性胰腺炎、胰腺切除术后、肿瘤引起的胰腺切除术或胃切除术后、肿瘤引起的胰腺管或胆总管阻塞。也可用于胰腺疼痛及老年性胰外分泌不足，以及由于胰酶缺乏所引起的消化不良。

剂量与用法：起始剂量为每次1～2粒，进餐时服用，然后根据症状调整剂量。有效剂量一般为每日5～15粒。小儿使用时可打开胶囊，将微粒加入软性食物中立即服用，不可嚼碎。

不良反应：极少有过敏反应。

注意事项：妊娠和哺乳妇女慎用。急性胰腺炎早期、已知对猪蛋白制品过敏者忌用。

制剂规格：胶囊20粒。

✳ 103. 消化性溃疡患者如何使用康波身片

别名：达吉。

作用与用途：由于含植物性酶和动物性酶，可补充机体本身的酶，促进消化液的分泌，增强消化酶活性。用于各种原因所致的消化不良症。

剂量与用法：口服，每次2片，每日3次，饭前用水吞服。如未见效，剂量可加倍。

注意事项：未见有不良反应。服时不可嚼碎，以免消化口腔黏膜引起严重口腔溃疡。不可与酸性或碱性药物同服。

制剂规格：复方片剂：内含胰酶、蛋白酶、淀粉酶、米曲菌酶、植物纤维素酶、半植物纤维素酶等。

✳104. 消化性溃疡患者如何使用乳酸菌素

类别：助消化药。

作用与用途：本品系用鲜牛奶制成的嗜酸性乳酸杆菌制剂，含有抗菌物质，并含有大量活性乳酸，B族维生素。调节肠道微生物生态平衡，抑制肠道有害致病的繁殖，选择性杀灭肠道致病菌。具有助消化，抑制肠道内腐败菌群作用。长期服用可防止或减少组织中毒。用于肠内异常发酵、消化不良、肠胀气、肠炎和小儿饮食不当引起的腹泻等。

剂量与用法：口服，一次3~6片，一日3次，儿童一次1~2片，一日3次，嚼服或遵医嘱。

不良反应：有致婴儿血尿者。

注意事项：对本品或牛乳过敏者禁用。当本品性状发生改变时禁用。如服用过量或发生严重不良反应时应立即就医。儿童必须在成人监护下使用。请将此药品放在儿童不能接触的地方。

制剂规格：片剂：0.4g（按乳酸菌素计）。散剂（按乳酸菌素计）：1.2g，2.4g，4.8g。

✳105. 消化性溃疡患者如何使用地芬诺酯

别名：苯乙哌啶、苯乙双哌。

类别：止泻药。

作用与用途：本品为人工合成品，是哌替啶同类物，对肠道蠕动的影响类似阿片类。可直接作用于肠平滑肌，通过抑制肠黏膜感受器，消除局部黏膜的蠕动反射而减弱肠蠕动，同时可增加肠的节段性收缩，使肠内容物通过迟缓，利于肠液的再吸收，显示较强的止泻作用。适用于急、慢性功能性腹泻及慢性肠炎。

剂量与用法：成人口服：每次5mg，一日3～4次，待腹泻控制后，改为维持量每次2.5mg，一日2～3次。此外，本品尚对溃疡性结肠炎、放射性肠炎有效。

不良反应：常用量较少见，偶有口干、恶心、头痛、头晕、嗜睡、抑郁、烦躁、失眠、皮疹、腹胀甚至肠扩张。服后可多日不解大便；长期服用仍可成瘾。大剂量40～60mg可致欢快感；过量可导致严重呼吸抑制、呼吸衰竭和昏迷。误服30片中毒致急性中毒昏迷状、呼吸异常、窦性心动过速、室性期前收缩，可用纳洛酮对抗。可致药源性急性胰腺炎。

注意事项：肝病患者及正在服用成瘾性药物者应慎用。禁用于青光眼。

相互作用：①本品可加强中枢抑制药的作用，故不宜与巴比妥类，阿片类或其他中枢抑制药合用；②与阿托药合用，可减少依赖性倾向。

制剂规格：复方地芬诺酯片，含盐酸苯乙哌啶2.5mg，硫酸阿托品0.025mg。

❄ 106. 消化性溃疡患者如何使用多潘立酮

作用与用途：本品为一种特效的外周多巴胺受体拮抗剂，直接作用于胃肠壁，可增加食管下部括约肌张力，防止胃-食管反流，增强胃蠕动，促进胃排空，协调胃与十二指肠运动，抑制恶心、呕吐、并能有效地防止胆汁反流，不影响胃液分泌。适用于由胃排空延缓、胃食道反流、食管炎引起的消化不良症，如上腹部胀感、腹胀、上腹疼痛、嗳气、肠胃胀气，恶心、呕吐、口中带有或不带有胃内容物反流的胃烧灼感。尚可治疗功能性、器质性、感染性、饮食性、放射性治疗或化疗所引起的恶心、呕吐等。

剂量与用法：成人口服，每次1片，每日3～4次，必要时剂量可加倍或遵医嘱。儿童口服：每次每千克体重0.3mg，每日3～4次。本品宜于饭前15～30分钟服用。

不良反应：①过敏反应。一过性皮疹、瘙痒。②消化系统。偶见瞬时性、轻度腹部疼挛；可有口干、口渴、腹泻。③神经系统。头痛、神经过敏、精神抑郁。大剂量有引起小儿锥体外系反应。有引起四肢抽搐者。④生殖系统。血清泌乳素水平升高，可产生泌乳（服药后第3天），但停药后即可恢复正常。致男性乳房发育症。月经失调表现为月经提前或推迟、月经稀少或过多严重者近休克状态、闭经。

注意事项：①抗胆碱能药品可能会对抗本品的抗消化不良作用，故两者不宜合用；②1岁以下婴儿由于血脑屏障发育不完善，故不能排除对1岁以下婴儿产生中枢副作用的可能性；③孕妇慎用。

107. 消化性溃疡患者如何使用西沙必利

别名：普瑞博思。

作用与用途：本品为第三代新型的胃肠促动力药，其作用机制主要是通过肠肌层神经丛释放乙酰胆碱而起作用，可明显加强胃窦-十二指肠的消化活性，协调并加强胃排空，增加小肠，大肠的蠕动并缩短肠运动时间，但不影响胃分泌。适用于：①增加胃肠动力，可用于胃轻瘫综合征，或消化道不适，但X线，内窥镜检查阴性的症候群，如早饱、饭后饱胀、食量减低、胃胀、过多的嗳气、食欲缺乏、恶心、呕吐或类似溃疡的主诉（上腹部灼痛）。②胃-食道反流，包括食管炎的治疗及维持治疗。③与运动功能失调有关的假性肠梗阻导致的推进性蠕动不足和胃肠内容物滞留。④为恢复结肠的推进性运动作为慢性便秘患者的长期治疗。

剂量与用法：成人口服：根据病情，每日总量15～40mg，分2～4次服用。于饭前服用。一般病情：每次5mg（剂量可加倍）每日3次。严重病情：（胃轻瘫、食管炎、顽固性便秘）。每次10mg，每日3次，或每日4次，每次10mg，三餐前及睡前服，或每次20mg，每日2次，早餐前及睡前服用。食管炎的维持治疗：每次10mg，每日2次（早餐前和就寝前）或每次20mg，每日1次（睡前服用），病情严重者剂量可加倍。

不良反应：①消化系统。痉挛的腹痛，腹泻、肠鸣、恶心。②致严重过敏反应。表现为麻疹-猩红热样红斑型药疹。③心血管系统。QT间期延长、晕厥、室性心律失常等，可引起死亡。④神经系统。头痛、头晕、嗜睡、疲倦。致尿频及失眠。可致小儿锥体外系反应。⑤可致月经周期紊乱。

注意事项：①已知对本品过敏者禁用。禁止同时口服或非肠道服用酮康唑、伊曲康唑、咪康唑、氟康唑、红霉素、克拉霉素等。②患有QT间期延长综合征者禁用或慎用。

药物相互作用：不宜与对CYP_3A_4酶有抑制作用的药物及延长QT间期的药物联合应用。

❋108. 消化性溃疡患者如何使用三甲硫苯嗪

别名：溃消净。

作用与用途：药理试验表明，本品具有抗胃酸分泌的活性，有明显促进溃疡愈合的作用，并能使胃平滑肌张力降低，使肠平滑肌张力明显降低、蠕动减弱；并有中等程度的镇静作用，但无抗胆碱、抗组胺或神经节阻断作用。本品对消化性溃疡所引起的疼痛有良效，临床适用于治疗胃和十二指肠溃疡、分泌过多性胃炎及十二指肠炎、弥漫性胃黏膜糜烂等。有效率80％左右。

剂量与用法：口服：每次300mg，每日3次，4周为1个疗程。

不良反应：副作用和不良反应发生率低于2％，一般有口干、嗜睡、头晕等，少数病例有手指发麻、肌痛、胃灼热感、氨基转移酶升高等不良反应，但停药后短期内可恢复正常。过敏或不能耐受者应立即停药。

注意事项：对过敏及不能耐受的患者应立即停药；高空作业及各类驾驶人员慎用，孕妇及肝炎患者忌用。如每日剂量在1.2g以内，用药4周一般无或极少不良反应。

制剂规格：胶囊剂：每胶囊150mg。

❈ 109. 消化性溃疡患者如何使用胃舒平片

别名：复方氢氧化铝片。

作用与用途：含氢氧化铝、三硅酸镁、颠茄流浸膏等。能中和胃酸、减少胃液分泌、保护胃黏膜及解痉、镇痛作用。用于胃酸过多、胃溃疡及胃痛等。

剂量与用法：口服：每次2～4片，每日3次。5岁以上每次1片，饭前半小时或胃痛发作时咬碎服。

❈ 110. 消化性溃疡患者如何使用氢氧化铝

作用与用途：具有制酸、收敛、保护胃黏膜及促进溃疡面愈合作用。用于胃酸过多、胃及十二指肠溃疡等。

剂量与用法：口服：每次0.6～0.9g，每日3次，饭前服用。

制剂规格：片剂：0.3g。

注意事项：本品可妨碍磷的吸收，并能引起便秘，严重时甚至引起肠梗阻，不宜长期服用。

附：氢氧化铝凝胶：含氢氧化铝3.6%～4.4%，口服：每次4～8ml，每日3次。

❈ 111. 消化性溃疡患者如何使用乐得胃

作用与用途：含次硝酸铋、碳酸氢钠、碳酸镁、弗朗鼠李皮等。具有制酸、收敛、保护胃黏膜及促进溃疡面愈合作用。用于胃及十二指肠溃疡、胃炎及胃酸过多等。

剂量与用法：口服：每次2片，每日3次。饭后嚼碎服用或溶于少量温开水送下。

注意事项：胃酸缺乏患者禁用。服药期间，大便呈黑色为正常现象。

❀ 112. 消化性溃疡患者如何使用金诺卫宁

作用与用途：具有制酸、保护胃黏膜、解痉、止痛等作用。

用于胃十二指肠溃疡、慢性胃炎、浅表性胃炎。对反流性食管炎、卓-艾氏综合征等也有辅助性治疗作用。

剂量与用法：口服，一次1粒，每日3次。

不良反应：便秘、出汗减少。

注意事项：对本品过敏者禁用。阑尾炎或急腹症患者禁用。骨折及低磷血症者禁用。

制剂规格：本品为复方制剂，每粒含氢氧化铝140mg，维生素U（碘甲基蛋氨酸）50mg，颠茄流浸膏适量。

❀ 113. 消化性溃疡患者如何使用胃必治

作用与用途：含铝酸铋、碳酸氢钠、碳酸镁、弗朗鼠李皮、甘草浸膏、茴香等。具有制酸、收敛、保护胃黏膜及促进溃疡面愈合作用。用于胃及十二指肠溃疡、胃酸过多、神经性消化不良、胃炎、胃灼热及痉挛、消化不良等。

剂量与用法：口服：每次1～2片，每日3次。餐后嚼碎用水送服，连服2～3个月。

注意事项：胃酸缺乏患者禁用。如大便呈稀便可减量服用。

❀ 114. 消化性溃疡患者如何使用胃丙胺

别名：复方丙谷胺片、胃丙胺片。

类别：胃泌素拮抗药。

作用与用途：含有丙谷胺、甘草、白芍、冰片等。具有抑制胃酸分泌、消炎、止痛作用。胃及十二指肠溃疡、胃炎、十二指肠炎等，也用于急性胃黏膜病变和急性上消化道出血。

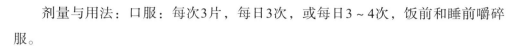

剂量与用法：口服：每次3片，每日3次，或每日3～4次，饭前和睡前嚼碎服。

不良反应：口服胃丙胺可发生过敏反应。

制剂规格：复方片含丙谷胺0.1g及适量甘草、白芍、冰片。

✳ 115. 消化性溃疡患者如何使用碳酸氢钠

别名：小苏打、重碳酸钠。

作用与用途：本品为弱碱，为吸收性抗酸药。内服后，能迅速中和胃酸，作用迅速，且维持短暂，并有产生二氧化碳等多种缺点。作为抗酸药不宜单用，常与碳酸钙或氧化镁等一起组成西比氏散用。此外，本品能碱化尿液，与碘胺药同服，以防磺胺在尿中结晶析出；与链霉素合用可增强泌尿道抗菌作用。静脉给药用经纠正酸血症。用5％100～200ml滴注，小儿每千克体重5ml。妇科用于霉菌性阴道炎，用2％～4％溶液坐浴，每晚一次，每次500～1000ml，连用7日。外用滴耳剂软化耵聍（3％溶液滴耳，每日3～4次）。

剂量与用法：片剂：每片0.3g，0.5g。口服：每次0.3～1g，每日3次。小儿，每次0.1～1g，每日3次。注射剂：10ml支含药0.5g；100ml支含药5g。本药品在非处方药中，仅为片剂和滴剂。

不良反应：①中和胃酸时产生大量二氧化碳，可增加胃内压力，会引起腹胀与嗳气。对严重溃疡病患者还有穿孔的危险。②本品使胃内容物变碱性后，刺激胃幽门部，分泌胃泌素而使胃液分泌，产生继发性胃酸增多。③长期大量使用，可能引起碱血症。

注意事项：①水杨酸盐类药物。碳酸氢钠与水杨酸盐类合用时，可促使其由尿排泄而降低血中浓度。②巴比妥类药物。碳酸氢钠碱化尿液加速其排泄而降低血中浓度，为巴比妥类中毒急救措施之一。③可能产生胃穿孔，溃疡病患者忌用。④忌与酸性药物配伍。

116. 欣洛维治疗溃疡病有何特色

作用与用途：本品主要是由乳猪胸腺提取出来的一组中分子蛋白类活性物质制成的药物。研究表明，它具有保护黏膜、促进上皮细胞再生修复的双重功能，同时，由于它改变了黏膜周围环境，增强了机体对幽门螺杆菌及其毒素的抵抗能力，因而能较彻底地治愈溃疡病。可用于胃溃疡患者的治疗，也可用于十二指肠溃疡患者的治疗。

剂量与用法：口服。一次30mg（1瓶），一日2次（早晚餐后2～3小时服用），30日为1个疗程。

不良反应：偶见口干，乏力，头晕。

注意事项：若出现絮状沉淀，则禁止使用。

117. 胃溃疡为何久治不愈

胃及十二指肠溃疡在临床治愈后经常复发。且多在治愈后1年内复发，这是什么原因呢？

不坚持服药。不严格遵守医嘱，频繁换服药物，或症状稍有改善立即停药，影响溃疡面愈合。有资料表明，胃及十二指肠溃疡治愈后，继续服药的复发率各为10.9％及6.9％，而未能继续服药的复发率为83.3％及92.9％，说明溃疡病在治愈后继续服药可有效地减少复发。

大脑皮质的不良刺激。精神紧张、情绪剧烈波动、过度劳累，均对大脑皮质造成不良影响，反射性地引起胃肠黏膜的血管痉挛，黏膜缺血，不利于食物消化和影响溃疡面的愈合。如溃疡病患者在治愈后不注意这些，复发率可达93％。

生活无规律。胃、十二指肠溃疡在治愈后不注意生活和饮食规律，其复发率也在90％以上，如过饥、空腹时胃酸照常分泌，高浓度的胃液因无食物稀释、中和而侵蚀胃黏膜及溃疡面；过饱时加重了胃的负担。刺激性大、酸性、过冷、过热、粗糙食物等，都能对胃黏膜及溃疡面产生不良刺激。

某些药物刺激。在胃及十二指肠溃疡治愈后，若服用伤胃药如泼尼松等肾上

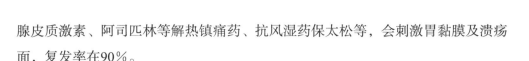

腺皮质激素、阿司匹林等解热镇痛药、抗风湿药保太松等，会刺激胃黏膜及溃疡面，复发率在90％。

✳ 118. 如何进行胃溃疡的维持治疗

由于消化性溃疡治愈停药后复发率甚高，并发症发生率较高，而且自然病程可长达8～10年，药物维持治疗是一个重要的措施。有三种下列方案供选择。

（1）正常维持治疗：适用于反复复发，症状持久不缓解，合并存在多种危险因素或伴有并发症者。维持方法：选用西咪替丁400mg，雷尼替丁150mg或法莫替丁20mg，睡前一次服用；也可用硫糖铝1g，每日2次口服。正规长期维持疗法的理想时间尚难确定，多数主张至少维持1～2年，对于老年人、预期溃疡复发可产生严重后果者，可终身维持治疗。

（2）间歇全剂量治疗：在患者出现严重症状复发或内镜证明溃疡复发时，可给予一疗程全剂量治疗，据报道约有2/3以上患者可取得满意效果。这种方法简便易行，易为多数患者所接受。

（3）按需治疗：本法系在症状复发时给予短程治疗，症状消失后即停药。对有症状者，应用短程药物治疗，目的在于控制症状，而让溃疡自发愈合。事实上，有相当多的消化性溃疡患者在症状消失后即自动停药。按需治疗时，虽然溃疡愈合较慢，但总的疗效与全程治疗并无明显差异。下列病例不适用于本法：60岁以上，有溃疡出血或穿孔史，每年复发2次以上，以及合并其他严重疾病者。

✳ 119. 胃溃疡的预后如何

一般说来，消化性溃疡的预后较好，但如果产生并发症，则有可能带来严重的后果，常见的并发症有溃疡大出血、穿孔、顽固性难治、幽门梗阻、癌变倾向。出现这些并发症手术治疗可能势在必行。

如果及时早治疗，严格遵医嘱服药，能持续地使自己饮食适度，不再吸烟，那么，不用做外科手术，溃疡病治愈的希望就可大为提高。在大多数情况下，以外科手术治疗胃溃疡，其痊愈效果是彻底的，并且是持久的。老年患者消化性溃疡的危险性最高。如果患消化性溃疡而不加治疗，你的体重会严重减少。由于疼痛而减少饮食所造成的营养不良、食欲缺乏，或者是以上两种症状都会使你容易遭受感染。反复发作胃溃疡也有可能会造成幽门狭窄，或者是会发生恶性转变，变成胃癌。

✳ 120. 溃疡病大出血的手术指征是什么

溃疡病大出血一般先采用内科非手术治疗，大约90%以上的患者经过合理的内科治疗可以达到止血目的。但仍有5%～10%患者经内科治疗未能达到止血目的，应考虑外科手术治疗。溃疡病并发大出血的手术指征，应根据患者的年龄、全身状况、病史、溃疡和出血部位、临床表现及其他具体情况综合分析，及时判断。如下的指征适应手术。

（1）出血量大，一次出血量在1000～1500ml以上，且仍出血不止者，或大出血，短期内出现休克；12小时内输血800～1000ml后血压仍不稳者。

（2）有多次出血史，在非手术治疗期间又发生出血者。

（3）大量呕血及持续黑便，早期发生休克者。

（4）年老患者出血不止，且伴有动脉硬化，管收缩不良，止血效果不理想者。

（5）合并幽门梗阻者。

（6）疑为动脉溃破出血者。

（7）胃镜检查发现溃疡基底有暴露血管者。

（8）可疑癌变出血者。

✳ 121. 维生素E能治疗消化性溃疡吗

目前国内外治疗消化性溃疡均以H_2受体拮抗剂（如西咪替丁、雷尼替丁等）为主。近年来研究发现，用维生素E治疗消化性溃疡也有很好的效果。

有研究报告，用维生素E胶丸，每次400mg，每日2次，佐服胃舒平2片，每日3次，4周为1个疗程。胃镜检查结果显示，应用维生素E治疗后有效率达89.6%，其效果与用雷尼替丁治疗（83.8%）相仿。在治疗中，仅有少数患者出现腹胀、头晕等轻度不良反应，均不影响继续治疗。

维生素E是一种良好的天然脂溶性维生素，在体内可保护易被氧化的物质，减少过氧化脂质的生成。新近有研究表明，溃疡病患者胃黏膜抵抗力差与脂肪过氧化作用紊乱有关。维生素E可起到调节脂肪氧化、清除氧化自由基的作用，而保护细胞不受氧化剂的损害。同时，大量的维生素E又可促进毛细血管和小血管增生，并改善周围血液循环，增加组织中氧的供应，从而给溃疡面愈合创造良好的营养条件。此外，尚可抑制幽门螺杆菌的生长，使溃疡病愈合后的复发率降低。

据称，维生素E对用H_2受体拮抗剂无效的患者仍有良好的疗效。可见维生素E是一种价格低廉、副作用小、疗效可靠、复发率低的溃疡病治疗药物。在维生素E治疗初期，适当加用解痉镇痛药，可以更快地缓解溃疡病的疼痛症状。

✺ 122. 十二指肠溃疡的预后如何

十二指肠溃疡是一种慢性病，倾向于反复发作，不少患者的病程可长达数十年，但多次发作之后，以后不再复发的为数也不少。许多患者尽管一发再发，然而始终无并发症发生。事实上，不少患者由于症状较轻，从不到医院就诊。由此可见，对于十二指肠溃疡的大多数患者而言，本病是一种良性的病理过程，预后良好。但年龄在60岁以上的老年患者多并发出血或穿孔，病情凶险，病死率高。球后溃疡较多发生出血和穿孔，且在外科治疗上也比球部溃疡为困难。过去有过胃潴留者，以后再发生潴留的机会增加。先前有过大出血者比从无出血者，不仅以后再出血的频率较高，且其他并发症（如穿孔等）的频率也较高。目前经临床初步试用，新的H_2受体拮抗剂具有加速溃疡愈合和预防溃疡复发的作用，如能进一步得到证实，且长期用药并无重要的不良反应，则可用于长期反复发作而需手术治疗的部分患者的治疗，对于减少溃疡的复发，降低病死率，将产生巨大的作用。

✱123. 什么是食管溃疡

食管溃疡指的是由于不同病因所引起的、发生于食管各段的坏死性病变，也就是食管的黏膜层、黏膜下层直至肌层被破坏而形成的炎性病变。具体地说就是发生在咽以下、齿状线以上的溃疡。

正常人的食管长25～30cm。由门齿至食管上端约15cm，至食管末端40～42cm。食管还有3个生理性狭窄，是异物滞留和食管癌的好发部位。临床上常将食管分成上、中、下3段。除腐蚀性食管炎外,其他疾病引起的食管溃疡多发生于食管的中、下段。

引起食管溃疡的常见疾病有食管消化性溃疡、食管克隆病、白塞病、食管癌、反流性食管炎、腐蚀性食管炎。此外，食管结核、梅毒性食管炎也可出现食管溃疡，这些疾病引起的食管溃疡有的表现为多发的浅表溃疡，有的为单个较大的溃疡，检查时应注意加以鉴别，尤其是食管癌的早期，有时与消化性溃疡很难区别，检查时要特别注意。上述疾患根据其各自的临床表现及病理检查，不难做出诊断。有时病变确难区分，需要反复追随观察及进行多次活组织检查，方能做出正确的诊断。

✱124. 食管溃疡的常见诱因是什么

食管溃疡和胃、十二指肠溃疡一样，也是由于酸性胃液及其他理化因素刺激的结果。常见的诱因有以下几种。

（1）反流性食管炎：食管黏膜是鳞状上皮组织，对胃酸和胃的消化酶缺乏抵抗力，一旦胃、食管抗反流的功能不全，消化液可反流入食管，导致食管远端形成炎症改变，甚至形成溃疡。目前病理与临床都一致认为，反流的不仅是胃内容物，而且还有胆汁和胰液，但多数是胃液。若反流长期存在，最终将形成溃疡、瘢痕及狭窄。

（2）滑动性食管裂孔疝伴有贲门食管反流的患者，由于膈下食管段、贲门部经松弛的膈食管裂孔滑入胸腔，使正常的食管、胃交接锐角变为钝角，食管下段的正常防反流机制被破坏，使胃液反流而形成溃疡。

（3）理化因素的刺激：误服某些腐蚀性药品及坚硬的异物，也是食管溃疡的常见诱因，如强碱、强酸、农药都能烧伤食管黏膜，使食管黏膜的屏障功能受损而引起溃疡。

✳125. 食管溃疡常发生在哪些部位 有哪些形态变化

已经知道，食管全长25～30cm，可将食管分为上、中、下3段。食管溃疡好发生于食管的下1/3段，多数为单个溃疡，称单发；但也有10%左右的患者可出现2个以上的溃疡，称多发。小的溃疡直径仅几个毫米，大的溃疡可环绕食管1周。

典型的食管消化性溃疡为圆形或椭圆形，可有各种深度，浅的溃疡限于黏膜层，深的可贯穿食管全层。深的溃疡宛如钻凿而成，壁陡直或倾斜，其边缘与周围黏膜平行或略高出，底部光滑，其渗出物已被胃液消化，所以，外表通常清洁，往往由纤维膜或纤维脓性膜所覆盖，底部可呈白色、灰白色或黄色。由于溃疡有慢性穿透的病理特性，所以当较大血管被损害时易出现大量出血。此外，由于食管壁较薄，溃疡易穿孔而引起食管-气管瘘，而出现脓胸、纵隔脓肿等严重并发症，应予以高度重视。

✳126. 食管溃疡的常见症状有哪些

食管溃疡的患者，由于酸性胃液及进食的刺激，可出现以下症状。

（1）胸骨下段后方或高位上腹部疼痛。疼痛常于进食后或饮水时加重，并可放散至肩胛间区、左侧胸部，或向上放射至肩部及颈部，有时疼痛酷似冠心病、心绞痛。应加以鉴别。鉴别的方法可通过详细询问病史及查体，并通过心电图、食管钡餐及食管镜检查来确定诊断。

（2）咽下困难，也是比较常见的症状。咽下困难是指进食吞咽时有通过受阻的感觉。开始只是对固体食物咽下困难，以后可以随着疾病的进展，即使是进液体食物也会感到通过受阻。这是由于食管溃疡的患者进食后食物的刺激可引起食管的痉挛性收缩而出现咽下困难。此外，慢性溃疡可使局部形成瘢痕、狭窄，也是引起咽下困难的重要原因。

（3）食管溃疡还可出现恶心、呕吐、嗳气等症状。此因食管的正常蠕动被破坏而引起。

（4）由于患者长期进食不好，还可以出现贫血及体重减轻等症状。

✳127. 食管溃疡在胃镜下一定要取活检吗

食管溃疡一般是单发的，也可以是多发的。有时食管溃疡与食管癌在胃镜下较难区别，尤其是早期食管癌与食管良性溃疡有时很难用肉眼区分，所以一般发现食管溃疡都应取活检，特别是年龄在45岁以上的患者，伴有不明原因的发热、消瘦及进行性的吞咽困难等症状时，更应争取做活组织检查，以免漏诊或误诊。

活检时应注意的问题有：①由于食管壁较薄，仅由黏膜层、疏松的黏膜下层与肌层组成，缺乏浆膜层，取活检时应注意不要在溃疡中心部位取，以免造成穿孔。②食管下端的血管较丰富，尤其是在有门静脉高压的患者，如误伤血管，容易出血，甚至会引起大出血，故取活检时应避开血管。③活检时不要只取一个点，一般要在溃疡周边病变与正常组织的交界处1、3、5、7、9、11点处分别取材，可提高诊断的阳性率。溃疡中心部位一方面容易穿孔，另外即使取了活检，大多数也都是坏死组织，故一般不取。④如果已经明确溃疡为腐蚀性物质或机械性损伤所引起，活检当属禁忌。因为此时活检不但没有意义，反而易诱发穿孔。⑤由胃泌素瘤引起的食管大面积溃疡，取活检后的部位由于胃酸的强烈刺激，极易引起穿孔，故应特别小心。

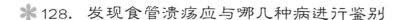

✳128. 发现食管溃疡应与哪几种病进行鉴别

发现食管溃疡，应通过详细地询问病史及体格检查，结合其他辅助检查做出正确的诊断。检查时应考虑到下列几种疾病。

（1）食管良性溃疡：患者有胸骨下段后方或高位上腹部不适或疼痛，常发生于进食或饮水时，卧位时加重，疼痛可放散至肩胛间区、左侧胸部或向上放散至肩部和颈部，咽下困难亦较常见。X线及内镜检查见溃疡多为圆形、椭圆形或线形，边缘光滑、整齐，溃疡底部平滑，上覆白苔或黄白苔，周边充血，肿胀明显，但柔软，弹性好，活组织检查无肿瘤细胞。

（2）食管癌：患者除具有上述症状外，还伴有消瘦、体重明显减轻、贫血等症状；并有进行性吞咽困难。晚期还可有颈淋巴结的转移而出现淋巴结肿大。X线及内镜检查见溃疡形状不规则，边缘不整齐，溃疡底部不平坦，有污秽苔附着，周边黏膜质脆，触之易出血，常有结节样隆起、僵硬，可有糜烂。脱落细胞及活组织检查，常可找到癌细胞。

（3）食管克隆病：克隆病可累及整个消化道，如果病变仅限于食管，则称为食管克隆病，病理学特点是以溃疡性或非干酪性肉芽肿性病变为主。临床表现主要是咽下困难和疼痛。在活动期红细胞沉降率加快，有的可合并关节炎、皮肤湿疹、口腔及会阴等处的溃疡。X线及食管镜检查见食管呈慢性溃疡炎症改变，黏膜不规则或管腔狭窄，病变初见于食管下段，以后逐渐向上蔓延，直至累及整个食管，黏膜充血、糜烂、浅表溃疡及肉芽肿，并可因穿透性溃疡而产生多发性瘘管。病理检查为非特异性的急性和慢性炎症。

（4）食管结核病（溃疡型）：食管结核几乎均发生于晚期肺结核、喉结核、纵隔结核或骨结核的患者，原发性食管结核极为罕见。溃疡型是最常见的类型，除患部疼痛外，X线及食管镜检查可见管腔狭窄、溃疡及由于周围粘连肿大的纵隔淋巴结的压迫而造成的食管外形不规则，镜下见溃疡浅在，基底灰白色，周围黏膜有多数黄色小结节，即结核结节。活组织病理学检查及细菌培养可帮助确定诊断。

（5）其他还有如念珠菌样食管炎、疱疹及病毒性食管炎等也需进行鉴别诊断。通过病理及细菌学检查，再结合相应的临床症状，不难做出诊断。

129. 食管溃疡出现哪些情况应考虑手术治疗

食管溃疡的患者出现以下任何一种情况都应考虑手术治疗。

（1）食管溃疡引起大出血，经内科治疗无效者：溃疡边缘与基底部的血管被侵蚀可发生较大量的出血。大出血一般是指在数小时内失血量超过1000ml者或循环血容量减少20%，往往伴有血容量减少引起的急性周围循环衰竭。由于食管溃疡引起的出血多以呕血为主，临床上应注意与咯血相鉴别。

（2）急性穿孔：食管溃疡穿孔可出现胸骨下段后方或上腹部突然疼痛，并向左季肋部、左肩部及背部放散。由于剧痛、缺氧和失血，患者可迅速陷入休克，表现为烦躁不安、面色苍白、皮肤湿冷、脉搏细数、血压下降。穿孔还可导致纵隔气肿、纵隔炎、气胸、水胸或脓胸。故对于食管溃疡所引起的急性穿孔，应及时做出诊断并进行手术治疗。

（3）食管溃疡形成瘢痕狭窄，经扩张治疗无效的患者亦应手术治疗。

（4）疑为食管恶性肿瘤，或其他方法不能鉴别良、恶性肿瘤时，应考虑手术治疗。

（5）食管溃疡经严格的内科治疗4～8周，仍未见好转者，可考虑手术治疗。

130. 如何防止消化性溃疡药物的不合理应用

消化性溃疡是内科的常见病和多发病。由于药物使用品种的日益增多，治疗消化性溃疡药物的不合理应用也随之增多。主要表现在以下几个方面。

（1）作用拮抗：有的医师对药物作用机制了解不深，造成不合理用药。如吗丁啉与易蒙停联用，前者为外周多巴胺受体阻滞剂，直接作用于胃肠壁，增强胃蠕动，促进胃排空；而后者作用于肠壁的阿片受体，阻止乙酰胆碱和前列腺素的释放，从而抑制肠蠕动。后者的抗胆碱作用会对抗前者增强胃蠕动的作用，故两药不宜联用。再如M胆碱受体阻断药与多巴胺受体拮抗剂联用，前者能松弛胃肠道平滑肌，延长胃排空时间；而后者能促进胃肠蠕动，加速胃排空。两药作用相互拮抗，故不可合用。

（2）配伍禁忌：药物与药物的理化性质各有不同，配伍后会影响药物的稳定性及疗效。如H_2受体拮抗剂与碳酸铝镁、氢氧化铝或含氢氧化铝的威地美、胃乐、复方氢氧化铝（胃舒平）、硫糖铝合用时，由于H_2受体拮抗剂的化学结构与组胺相似，通过选择性阻断外源性或内源性组胺作用于胃腺体壁细胞的H_2受体；而抑制胃酸分泌的碳酸铝镁或氢氧化铝等的作用机制为中和胃酸，并在溃疡表面形成凝酸性保护膜，起到机械保护作用。两药联用后，后者使前者吸收减少20%～30%，使H_2受体拮抗剂的血药浓度下降而降低疗效。

（3）重复用药：对药物的作用机制了解不够，造成重复用药。如同时使用胃复安和吗丁啉，这两种药物同属于多巴胺受体拮抗剂，作用基本相似，属重复用药。而且两者均能刺激催乳素分泌，合用可加重不良反应。对多名称药物混淆，特别是对同一化学名而商品名称不同的药物不甚了解，造成重复用药的现象也时有发生。如同时使用得乐和德诺，其实两药均为胶态次枸橼酸铋，只是商品名不同。

（4）剂量过大：任何药物都具有一定的不良反应，因此临床医师在治疗过程中不仅应注意药物的治疗作用，而且也应注意药物的不良反应。如雷尼替丁0.15g或0.3g，每日3次，为不合理用药。因为雷尼替丁的作用比胃黏膜保护药强5～8倍，1次口服可维持12小时药效，无须每日3次给药。剂量过大不仅不能增加疗效，反而会出现药物的不良事件（它与药物本身无关，是由人为因素而造成的）。如患者出现头晕、脱发、过敏性哮喘、精神异常、泌乳、急性肾炎、肝功能损害、血小板减少，等等，都是没有严格按照药品说明书使用所致。

（5）疗效降低：①抗胆碱药与红霉素合用。由于抗胆碱药能松弛胃肠道平滑肌，延长胃排空时间，而红霉素在胃酸影响下易分解失效，两药合用，前者延长了红霉素在胃内的停留时间，降低了抗菌效果。②黏膜保护药与抗酸剂、中和胃酸或减少胃酸分泌的药物合用。黏膜保护药的作用方式独特，既不中和胃酸，也不抑制胃酸的分泌，而是在胃液pH条件下在溃疡面形成一层保护膜，隔绝胃酸、胃蛋白酶及食物对溃疡黏膜的侵蚀，使溃疡组织修复、再生而愈合。抗酸剂、中和胃酸的药物[如氢氧化铝或含氢氧化铝的威地美、胃乐、复方氢氧化铝（胃舒平）、硫糖铝等]或减少胃酸分泌的药物（如H_2受体拮抗剂雷尼替丁），均可干扰黏膜保护药的作用，故不宜同时服用。③H_2受体阻断药与多巴胺受体拮抗剂合用：多巴胺受体拮抗剂能促进胃肠蠕动，改变胃排空速度，使药物在肠内通过较快，致使吸收时间缩短，使H_2受体阻断药吸收减少，并缩短血药浓度峰值的到达时间，故两药不宜同时服用。

（6）不良反应增加：西咪替丁、地西泮与氨基糖苷类抗生素合用，可使神经-肌肉阻滞作用加强，并导致呼吸抑制或呼吸停止。西咪替丁与氨茶碱合用，西咪替丁为肝脏微粒体酶的抑制剂，而氨茶碱80％～90％在体内经肝药酶代谢。西咪替丁可抑制氨茶碱的去甲基代谢，使氨茶碱的清除率降低20％～30％，半衰期延长，血药浓度升高。因此，若两药合用，必须注意调整氨茶碱的给药剂量，并监测其血药浓度，以防中毒。

❋ 131. 长期应用阿司匹林为何易患消化道溃疡

阿司匹林是心血管疾病患者最常服用的药物之一，但是长期服用阿司匹林可损伤胃黏膜，加重或诱发消化道溃疡。

关于本药损伤胃黏膜的机制，目前有几种看法：①氢离子逆向扩散。正常胃黏膜对胃酸中的H^+的逆向扩散（向黏膜内扩散）有屏障作用，而阿司匹林可损坏这种作用，使H^+向胃黏膜内扩散，而造成黏膜破坏。②阿司匹林可抑制胃黏液的产生，促使胃酸分泌，减少胃黏膜血流，促进了H^+的逆向扩散。③抑制胃壁分泌前列腺素。前列腺素是强大的胃酸分泌抑制剂和强烈的扩血管物质。阿司匹林能抑制前列腺素的分泌，从而使胃酸分泌增多，同时大大减少胃黏膜的血流。

可以用以下方法防止本药引起的胃黏膜损坏：①对于既往没有消化道溃疡病史的患者，如果服用阿司匹林后感觉有腹痛、胃灼热感、反酸等不适，可以将阿司匹林改为饭后服用。同时应咨询医生，考虑药物减量，或是更换药物剂型的事宜。②对于已经有消化道溃疡的患者，服用阿司匹林的同时可以加服制酸剂，以此碱化胃液，提高阿司匹林的离解度，从而减少胃壁的吸收，促进其排泄，缓解反酸、烧心等症状。③也可以使用减少胃酸分泌的药物，如组胺H_2受体阻滞药类药物。这类药物，如西咪替丁等，能抑制H_2受体，切断胃酸分泌途径，使胃酸分泌减少，从而溃疡症状得到缓解。

对于重度的顽固性消化道溃疡患者，同时又发生急性心肌梗死等严重心脑血管疾病，需要使用阿司匹林时，处理起来就比较棘手。近年有人证明糖原对胃黏膜有保护作用，故主张使用阿司匹林前15分钟静脉滴注糖原2mg，可有效地阻止阿司匹林对胃黏膜的损伤。

✳132．治疗溃疡病不需要抗生素吗

通过胃镜检查并行胃黏膜活组织检查可以确定溃疡患者是否存在幽门螺杆菌感染。对幽门螺杆菌感染者，除了应用治疗溃疡的药物外，还要用抗生素来杀灭幽门螺杆菌。目前对幽门螺杆菌阳性的溃疡病治疗方案不少，较好的方法是质子泵抑制剂奥美拉唑或兰索拉唑与抗生素阿莫西林或克拉霉素两药联用，常用的剂量奥美拉唑每次20mg或兰索拉唑每次30mg，每日1～2次口服，连用2～4周。阿莫西林每次0.5g，每日3～4次口服或克拉霉素每次250mg，每日3～4次口服，连用2周，中间不可中断。由于克拉霉素价格较贵，使用受到一定的限制。也可再加上甲硝唑每次0.4g，每日3次，三药联用。采用质子泵抑制剂加抗生素治疗幽门螺杆菌阳性的溃疡患者，可使溃疡短期内愈合，而且还可减少或避免溃疡复发，是一种较理想的治疗方案。

✳133．胃溃疡患者手术后还会再发生溃疡吗

胃溃疡患者手术多以胃部分切除为术式，手术后正常的胃结构被破坏，功能也受到影响，一有不利因素影响很容易形成新的溃疡。手术后的溃疡多位于吻合

口附近的小肠一侧，发生于吻合口称吻合口溃疡，发生于吻合口的边缘称边缘溃疡，位于空肠壁称空肠溃疡。复发性溃疡以单纯性胃空肠吻合术后溃疡复发率最高，一般为15％～35％。复发生溃疡除与手术方式有关外，与术者的技术水平也有关，无疑与患者的精神状态、饮食习惯及烟酒嗜好也有关。术后复发溃疡与原来溃疡病的发生基本原因是一致的，同样取决于胃酸的消化作用和黏膜抗侵蚀能力之间的平衡是否能维持。复发的溃疡主要症状仍是"胃痛"，多位于左上腹部或左下胸，疼痛程度甚至比术前还重，夜间痛较明显，还可伴有恶心、呕吐和消化不良，溃疡部位有压痛，X线及胃镜检查大都有阳性发现。所以胃溃疡手术后的患者，要注意胃的保健，长期服用黏膜保护剂，避免一些刺激因素。

七、防治消化性溃疡的中医妙招

✱ 134. 中医如何认识消化性溃疡

中医认为本病的病因有内因、外因或二者兼而有之所致。内因多与先天禀赋不足、胃脾虚弱、脏腑功能失调、气血阴阳异常等有关；外因多与饮食不节、嗜酒过度、寒邪直中脾胃等有关。或内外因合而致病。

（1）胃脘痛：饮食不节、生冷饮食直接损伤脾胃，或禀赋不足，阳气衰少，寒从内生，致胃脘疼痛；忧思恼怒，气郁伤肝，肝木失去柔顺之性，横逆犯胃，气机不畅，胃失和降，发为胃脘痛；或过食肥甘之品，湿从内生或肝郁不解，久之化火化燥，亦可致胃脘痛。

（2）吞酸：嗳腐吞酸，有寒热之分。古人云："凡吞酸尽属肝木，曲直作酸也。"刘河间认为寒则阳气不舒，郁而为热，热则酸矣；或饮食太过，胃脘填塞，脾气不运而酸者，是怫郁之极，湿热蒸发，然总是肝气所致，以治肝为本。可见吞酸其病位在胃，其病源在肝。

（3）嘈杂：嘈杂为胃中饥嘈，或作或止。张景岳对本症记述尽详："其为病也，腹中空空，若无一物，似饥非饥，似辣非辣，似痛非痛，胸膈懊恼，莫可名状。"又说"其病因有胃热、胃虚、血虚之不同"。

（4）吐血便血：胃脘痛日久，久病入络，脉络受损则见吐血或便血。吐血由胃而来，多因胃中有热，或肝郁化火，脉络损伤所致；便血多因脾胃虚弱，脾失统血之功能，或湿热下注大肠损伤脉络所致。

消化性溃疡属中医学"胃脘痛"范畴。主要由于胃失和降"不通则痛"所致。病位在胃，但与肝脾二脏密切相关。肝气易犯胃克脾，脾胃可互相累及。临床上肝多实，脾多虚，胃多气滞血瘀。处方用药时要根据肝、脾、胃之病机特点灵活施治。肝气犯胃者，应掌握"治肝可以安胃""忌刚用柔"的原则，做到疏肝不忘和胃，理气慎防伤阴。脾胃虚寒者，温中健脾，应注意不宜过用久用辛香温燥之品。"酸甘化阴"法为治疗胃阴不足之大要，不可疏忽。无论是哪型胃脘痛之消化性溃疡，久之，皆可入络，形成瘀血阻络，故久病之溃疡病，化瘀通络，理气止痛不可忘记。

135. 中医如何辨证治疗消化性溃疡

（1）中焦虚寒：症见胃脘疼痛，痛时喜按或热敷，疼痛可减轻。吐清水或酸水，易疲乏，面色苍白少泽，舌质淡苔白，脉沉迟或缓弱。治宜温中健脾、散寒止痛。方用小建中汤：桂枝9g，炙甘草6g，大枣12枚，芍药18g，生姜9g，饴糖30g。上药共水煎，去渣，加入饴糖，再显火上烊化，分2次温服。

（2）湿困脾胃：症见脘腹胀满，嗳气连连，身重体困，恶心欲吐，食欲不振，大便不畅，舌苔厚腻，脉濡或滑。治宜健脾化湿，调中和胃。方用厚朴汤：厚朴（姜制）30g，白术150g，半夏曲60g，枳实（炒）、陈皮（去白）各30g，炙甘草90g。上药共研为粗末。每次9~15g，加水220ml，加生姜5片，大枣3枚，煎至150ml，去渣，空腹时温服。

（3）气滞血瘀：症见胃脘疼痛，痛处走窜不定或痛如针刺，发病多在空腹时，进食后疼痛稍减，或见呕恶吐血，血色紫暗且夹带食物残渣，或大便稀溏如柏油，舌质暗苔薄，脉多沉细迟涩。治宜理气化瘀。方用胃生肌散：孩儿茶150g，血竭60g，参三七60g，生石膏、白及各300g，川黄连60g，白芍300g，甘草150g。上药共研末，每次20g，用热水或蜂蜜调成糊状，饮前30分钟吞服，每日3次。

（4）肝脾不和：症见胃脘痞满，时作疼痛，胁肋不舒，嗳气频发，情志不舒时病情易发，吞酸泛恶。舌质淡红苔细腻，脉弦或弦滑。治宜行气解郁、调和肝脾。方用泻心汤：人参、甘草、黄芩、干姜各9g，半夏12g，黄连3g，大枣4枚。加水2000ml，煎至1200ml，去渣，再浓缩至600ml，每次温服200ml，每日3次。

（5）脾胃郁热：症见胃脘疼痛，嘈杂吞酸，呕哕食少，口苦口干，喜食冷物，小便黄赤，舌质红苔黄或黄腻，脉多滑数。治宜清热和胃。方用清胃汤：石膏12g，黄芩、生地黄各3g，牡丹皮4.5g，黄连、升麻各3g，加水400ml，煎至320ml，饭后服。

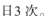 136. 谢英彪教授如何用健中理气汤治疗消化性溃疡

健中理气汤由炙黄芪15g，党参10g，木香10g，白芍15g，桂枝6g，陈皮6g，元胡15g，乌贼骨15g，炙甘草3g组成。胃脘胀病明显者，加青皮6g，枳壳10g，郁金10g，醋柴胡6g。嘈杂吐酸明显者，加瓦楞子15g，婆罗子10g，白及10g。胃脘冷痛，苔白者，加干姜10g，制附片6g。胃中停饮，泛吐清水冷涎，胃部有水声者，去党参，加姜半夏10g，茯苓10g。湿热结法，口苦，苔黄者，去党参，加川连3g，黄芩10g，生薏苡仁15g。水煎服，每日1剂。具有补虚温中理气的功效。适用于脾胃虚寒型胃及十二指肠溃疡。

消化性溃疡包括胃溃疡、十二指肠溃疡，临床以十二指肠球部溃疡多见，患者多在空腹时胃脘隐痛，进食后缓解，或有进食后痛甚者，但也多喜按喜温。笔者认为本病以虚为本，中阳不振，胃失温煦，气机不畅，而作痛矣，中虚不运，又可造成湿浊、痰饮或食积等病理变化，而导致本病本虚标实之证。本经验方属于补虚温中理气之剂。炙黄芪、党参补元气健脾胃，为君药；木香、陈皮、桂枝，辛温与甘温合用，符合"寒者热之"的原则，起到理气温中作用，为本方臣药；白芍苦甘酸微寒，缓急止痛，且能牵制木香、桂枝之辛热。元胡（延胡索）协助白芍止痛，乌贼骨（海螵蛸）制酸，促使溃疡愈合，炙甘草缓急止痛，调和

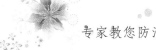

诸药，同为佐使药。本经验方是从汉张仲景小建汤化裁而来，药性甘温与辛温相结合，更加适合近代临床治疗消化道溃疡的需求。

❋137. 谢英彪教授如何用大黄乌及胶囊治疗消化性溃疡出血

大黄乌及胶囊由生大黄30g，乌贼骨30g，白及20g组成。将上药各研极细粉，混匀后过100目筛去渣，装入胶囊中，瓶装备用。每次服4～6粒（每粒含生药0.5g），每4～6小时1次，用凉开水或冰开水送服。具有清胃泻火，收敛止血的功效。适用于消化性溃疡后上消化道出血。

生大黄、性味苦寒、入血分，清胃泻火，可止血，用于血热妄行之吐血、衄血，或因瘀滞，血不归经而致的出血均有效。经笔者临床观察，对消化性溃疡引起的黑便（上消化道出血）运用单味生大黄粉2～3g，吞服即可收效。生大黄为本经验方君药；乌贼骨（海螵蛸）为性味咸、涩、微温，味涩收敛，咸能入血，有收敛止血功效，为临床治疗肺胃出血的常用药，为本方臣药；白及品质黏而涩，乃收敛止血要药，与乌贼骨配伍制成散剂，即古方乌及散，为胃痛泛酸吐血的重要方剂，白及为佐使药。三味配合，共奏清胃泻火、收敛止血作用。

❋138. 谢昌仁教授如何用健中溃疡止血方治疗消化性溃疡出血

溃疡止血方由黄芪15g，太子参12g，白术6g，炙甘草5g，当归6g，白芍10g，阿胶珠10g，地榆炭10g，侧柏炭10g，乌贼骨12g，煅龙骨，煅牡蛎各15g组成。若肝郁气滞，暴怒伤肝动血，则宜加疏肝和血之郁金6g，焦栀6g，当归6g，赤芍10g，牡丹皮6g，牛膝12g，去益气生血之品如生黄芪、太子参等；热郁气滞、和降失调、久病伤络者可清中止血，加炒川连3g，陈皮6g，姜半夏10g，炒竹茹6g，茯苓12g，甘草4g；胃阴亏虚，内热耗津伤络者宜养胃阴，酌加沙参12g，麦冬10g，川石斛12g，玉竹12g等，去生芪、白术。以水两碗1000ml左右，煎煮滤液350～400ml，每日1剂，每煎2次，早晚频服。具有健脾益气，养血止

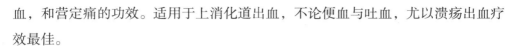

血，和营定痛的功效。适用于上消化道出血，不论便血与吐血，尤以溃疡出血疗效最佳。

上消化道出血者，以脾胃虚寒证型为多，即所谓"阴络伤则血内溢"是也。所以然者，脾胃络损，气不摄血而溢出。气与血密切相关，"气为血帅，血为气母"，内经早有所云，故治血当治气为其原则。《类证治裁·血证总论》即口："气和则血循经，气逆则血越络""治血宜调气"。治气者，又有降气，清气，益气之别。此因脾胃虚寒，阴络损伤，治当益气。是以参、芪、术、草补脾益气，又取其甘温之性，祛脾胃之虚寒，得以温中摄血固脉，使血行经脉之中；伍当归、白芍、阿胶珠，气血双补，阳中有阴，和营血而能止痛；乌贼骨（海螵蛸）收敛止血，且能制酸止痛，《本草纲目》言其可治"唾血，下血"；血"见黑即止"，故用地榆炭、侧柏炭；更以龙骨、牡蛎收敛止血、益气固脱双重作用，防血随气脱之变。本方功能益气摄血，气血双调，固涩而能护膜，且能防止虚脱，临床治愈率颇高。

溃疡止血粉中乌贼骨（海螵蛸）功可收敛止血、制酸止痛，对胃脘痛伴吞酸、嗳气、便血者颇有功效；白及收敛，药性黏涩，止血颇佳；参三七既止血，又可活血散瘀定痛，合而成方，收敛止血，生肌护膜，收效较佳。

❋ 139. 谢昌仁教授如何用健中溃疡止血粉治疗消化性溃疡出血

溃疡止血粉由乌贼骨3g，白及2份，参三七粉1份组成。若肝郁气滞，暴怒伤肝动血，则宜加疏肝和血之郁金6g，焦栀6g，当归6g，赤芍10g，牡丹皮6g，牛膝12g，去益气生血之品如生黄芪、太子参等；热郁气滞、和降失调、久病伤络者可清中止血，加炒川连3g，陈皮6g，姜半夏10g，炒竹茹6g，茯苓12g，甘草4g；胃阴亏虚，内热耗津伤络者宜养胃阴，酌加沙参12g，麦冬10g，川石斛12g，玉竹12g等，去生芪、白术。共研极细末，每次5~10g，每天2~3次，温水服下。具有收敛止血、活血化瘀，制酸止痛，生肌护膜的功效。适用于上消化道出血，不论便血与吐血，尤以溃疡出血疗效最佳。

✽ 140. 治疗消化性溃疡的有效中成药有哪些

（1）气滞胃痛冲剂：由柴胡、枳壳、白芍、甘草、延胡索、香附等组成。冲剂，1袋10g。口服，1次1袋，1日2～3次，开水冲服。具有疏肝和胃、理气止痛的功效。适用于气滞型消化性溃疡，症见胃脘胀痛、胁腹胀满者。

（2）四逆散：由柴胡、枳壳（麸炒）、白芍、甘草等组成。散剂，每袋装9g。1次9g，1日2次，开水冲泡或炖服。具有疏肝清热，和胃止痛的功效。适用于气滞型或郁热型消化性溃疡，症见脘腹胀痛、口干心烦者。

（3）健胃愈疡片：由柴胡、党参、白芍、元胡、白及、珍珠层粉、青黛、甘草等组成。片剂，每片0.5g。口服，每次4～6片，每日4次。具有疏肝清热，健脾和胃，行气止痛，收敛生肌的功效。适用于气滞型、郁热型或气虚型胃溃疡，症见胃脘胀痛连胁、心烦易怒或伴纳少乏力者。

（4）益胃膏：由白芍、红藤、蒲公英、陈皮、乌药、甘草、木香等组成。膏剂，每15g相当于原药材5g。温开水冲服，每次15g，早晚各1次。具有清热和胃，理气止痛的功效。适用于郁热型消化性溃疡，症见胃脘胀痛、烧灼感明显者。

（5）胃乃安胶囊：由三七粉、黄芪、珍珠层粉、牛黄等组成。胶囊剂，每瓶36粒。口服每次1粒，1日3次，温开水送服。具有补气健脾，清热益神，行气活血，消炎生肌的功效。适用于各种证型的消化性溃疡。

（6）九气拈痛丸：由香附（醋制）、木香、高良姜、陈皮。郁金、莪术（醋制）、延胡索（醋制）、槟榔、甘草、五灵脂（醋炒）等组成。水丸，每袋18g。口服，每次6～9g，每日2次。具有理气和胃，活血止痛的功效。适用于气滞型或血瘀型消化性溃疡。

（7）乌贝散（胃溃疡粉）：由海螵蛸（去壳）、浙贝母等组成。散剂。口服，1日3次，每次3g。用于治疗十二指肠溃疡可加倍用量。饭前温开水送服。具有制酸止痛，收敛止血的功效。适用于各种类型的消化性溃疡，症见胃痛泛酸者。

（8）阴虚胃痛冲刺：由北沙参、石斛、白芍、麦冬、川楝子、甘草等组成。冲剂，每袋10g；片剂，每片0.25g。口服，冲剂为每次1～2袋，1日2～3

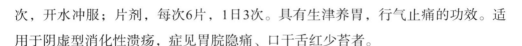

次，开水冲服；片剂，每次6片，1日3次。具有生津养胃，行气止痛的功效。适用于阴虚型消化性溃疡，症见胃脘隐痛、口干舌红少苔者。

（9）香砂六君丸：由木香、砂仁、党参、白术（麸炒）、茯苓、甘草（蜜炙）、陈皮、法半夏（制）等组成。水丸，每袋重18g。口服，1次6～9g，1日2次，饭前服用。具有益气健脾，理气和胃的功效。适用于气滞型、气虚型或痰湿中阻等证型的消化性溃疡，症见脘腹胀痛、纳少乏力、或恶心呕吐明显者。

（10）海洋胃药：由海星、陈皮（炭）、牡蛎（煅）、瓦楞子、枯矾、干姜、胡椒等组成。片剂，每片0.3g。口服，1次4～6片，每日3次，温开水送服。具有健脾和胃，制酸止痛。适用于治疗脾胃虚寒型消化性溃疡，症见胃脘冷痛、纳少乏力、吐酸嗳气者。

（11）黄芪健中丸：由桂枝、白芍、甘草（炙）、生姜、大枣（去核）、黄芪、饴糖等组成。蜜丸，每丸9g。口服，1次1丸，1日2～3次。具有益气温中，和胃止痛的功效。适用于虚寒型消化性溃疡，症见胃脘疼痛、喜温喜按、纳少乏力者。

（12）理中丸：由人参、甘草、白术、干姜等组成。水泛丸，每丸重6g。每次6～9g，1日2次，空腹温开水吞服。蜜丸，每丸重6g，口服每次1丸，1日2次。具有温中祛寒，补气健脾的功效。适用于虚寒型消化性溃疡，症见脘腹冷痛、神疲纳少者。

（13）猴菇菌片：主要成分为猴头菌。片剂，每片含猴菇菌干浸膏0.13g。口服，1次3～4片。1日3次。具有促进消化性溃疡愈合，抗肿瘤的功效。适用于胃溃疡、十二指肠溃疡、慢性胃炎及胃癌、食管癌。

（14）云南白药：散剂，每瓶4g；胶囊剂，每粒装药粉 0.25g。一般口服每次0.25～0.5g，1日4次。具有活血化瘀、止血愈伤、消肿止痛的功效。适用于治疗胃、十二指肠溃疡合并出血的患者。

✳ 141. 治疗消化性溃疡的有效中药方剂有哪些

（1）益气固摄汤：党参30g，炒白术30g，黄芩30g，白芍15g，煅龙骨50g，煅牡蛎50g，木香10g，砂仁10g，海螵蛸30g，五倍子3g（冲）。1日1剂，水煎3次分服。每10天为一疗程，最少2个疗程，最多5个疗程。忌食生冷辛酸食物。具有健脾和胃，益气固摄的功效。适用于胃十二指肠溃疡（脾胃虚弱，固摄失司型）胃脘部隐隐疼痛，饮食减少，大便溏薄舌淡苔白，脉虚弱。

（2）百合丹参芍药汤：百合15g，丹参15g，白芍18g，枳壳10g，白术15g，山药20g，乌药5g，木香5g，黄连3g，甘草16g。水煎服，每日1剂，分早晚两次服。具有疏肝止痛，养阴和胃的功效。适用于消化道溃疡（胃热阴伤型）。胃脘隐隐灼痛，口干口渴，恶心呕吐，泛酸，嗳气，纳差，舌暗红，苔白，脉弦紧。

（3）四逆散：柴胡、枳实、甘草各10g，白芍15g。每日1剂，水煎2次，每次10ml，饭前1小时内服。具有疏肝解郁、和胃止痛的功效。适用于消化性溃疡（肝气犯胃型）。胃脘疼痛，痛连两肋、嗳气、返酸、苔薄白，脉弦缓或弦数。

（4）加味越鞠丸：栀子、川芎、香附、苍术、神曲各12g，大黄10g，三七粉3g（冲服）。每日1剂，分3次饭前20分钟服用。6剂为一疗程。具有行气解郁的功效。适用于消化性溃疡（气郁型）。胃脘疼痛，痛连两肋、嗳气、返酸、苔薄白，脉弦缓或弦数。

❋ 142. 消化性溃疡患者如何选用膏滋

（1）肝郁气滞型：胃脘疼痛或痞满，烧心泛酸，两肋胀痛，痛窜不定，每因情志不舒时加重，伴见嗳气呃逆，嘈杂不适，善太息，急躁易怒，大便不爽，舌质紫暗，苔薄白，脉弦。治宜疏肝理气，和胃止痛。方用：柴胡100g，枳实150g，白芍200g，青皮、陈皮各100g，紫苏梗100g，藿梗100g，木香150g，金橘饼250g，玫瑰花50g，金橘叶100g，合欢皮150g，砂仁30g，海螵蛸250g，煅瓦楞子250g，炙甘草50g。将金橘饼去核切碎，熬成稠糊状备用；余药用冷水浸泡2小时，入锅加水适量，煎煮2次，每次1小时，榨渣取汁，合并滤汁，去沉淀物，加热浓缩成清膏。加入金橘饼糊，搅匀。最后用蜂蜜300g收膏即成。每次20～30g（1汤匙），每日2次。

（2）胃中郁热型：胃中灼热疼痛，吞酸或泛吐酸水，常伴烦躁不宁，胸胁不畅，随情绪变化症状加剧，苔薄黄，舌红，脉弦或细弦。治宜清泄肝胃郁热，行气和胃止痛。方用：川黄连150g，吴萸25g，蒲公英250g，牡丹皮100g，炒栀子100g，青皮、陈皮各100g，大贝母50g，海螵蛸250g，川楝子250g，延胡索250g，白及250g，山药200g，生地黄250g，炙甘草50g。将黄连、吴萸研成细粉备用；余药用冷水浸泡2小时，入锅加水适量，煎煮2次，每次40分钟，榨渣取汁，合并滤汁，加热浓缩成清膏。加冰糖300g，待冰糖溶化后调入黄连粉、吴萸粉，搅匀，再煮片刻即成。每次20~30g（1汤匙），每日2次。

（3）阴虚内热型：胃脘灼痛隐隐，痞胀，吞酸泛酸，嘈杂不宁，口干咽燥，大便如屎，舌红，苔面少津，脉细弦。治宜滋阴生津，养胃和中。方用：北沙参200g，麦冬200g，石斛200g，玉竹200g，白芍200g，黄精200g，青皮、陈皮各150g，制半夏150g，乌贼骨250g，煅瓦楞子250g，枳实150g，炒竹茹150g，莲心30g，炙甘草50g，龟甲胶300g。将莲心研成细粉备用。余药除龟甲胶之外，用冷水浸泡2小时，入锅加水适量，煎煮3次，每次1小时，榨渣取汁，合并滤汁，去沉淀物，加热浓缩成清膏。将龟甲胶研成粗末，用适量黄酒浸泡后隔水炖化，冲入清膏中，和匀。加冰糖200g，待冰糖溶化后，调入莲心粉，搅匀，再煮片刻即成。每次20~30g（1汤匙），每日2次。

（4）脾胃虚寒型：胃部作寒，隐痛绵绵，泛吐清涎，上腹部喜暖怕冷，四肢不温，倦怠乏力，如遇寒气外袭，症状会加剧发作，喜温热饮食，得温食后能稍缓解，舌质淡，苔薄白，脉细软无力。治宜振奋中阳，健脾和胃。方用：炙黄芪300g，党参200g，白参30g，白术200g，山药200g，桂枝150g，炒白芍300g，生姜200g，去核大枣250g，茯苓200g，制半夏150g，青皮、陈皮各100g，砂仁30g，海螵蛸250g，白及150g，龙眼肉200g，炙甘草50g。将白参研成细粉备用。余药用冷水浸泡2小时，入锅加水适量，煎煮3次，每次1小时，榨渣取汁，合并滤汁，去沉淀物，加热浓缩成清膏。加饴糖300g，待饴糖溶化后，调入白参粉，搅匀，再煮片刻即成。每次20~30g（1汤匙），每日2次。

（5）瘀血阻滞型：胃痛延久屡发，痛吃呈持续而有定处，痛时拒按，痛如针刺或刀割，食后或情绪不稳时加重，甚至出现黑便或呕血，舌质有紫色或瘀斑，脉细涩。治宜活血化瘀，宁络止血，理气和胃。方用：丹参300g，当归200g，五灵脂200g，蒲黄100g，桃仁200g，红花50g，赤芍200g，延胡索300g，槐花100g，地榆炭200g，砂仁30g，香附200g，三七粉60g，生大黄30g，炙甘草50g。将生大黄研成细粉备用。余药除三七粉之外，用冷水浸泡2小时，入锅加水适量，煎煮3次，每次1小时，榨渣取汁，合并滤汁，去沉淀物，加热浓缩成清膏。加蜂蜜300g，待蜂蜜溶化后调入大黄粉、三七粉，搅匀，再煮片刻即成。每次20～30g（1汤匙），每日2次。

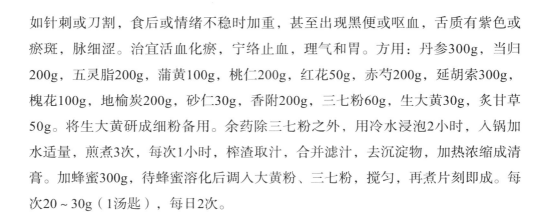 143. 治疗消化性溃疡的有效偏方有哪些

（1）取黄芪、白芍各10g；桂枝、生姜、炙甘草各3g，大枣5枚，麦芽糖30g（冲），疼痛明显时加延胡索10g，良附丸（高良姜、香附）6g。水煎服。

（2）柴胡3g，白芍、香附各10g，水煎服。

（3）取牛黄、珍珠层粉、象牙屑、青黛、冰片各等量研末，剂量为1.6g/2粒胶囊，每晚睡前服，4周为一疗程。

（4）取生胃酮、痢特灵、乌贼骨、白及、洋金花、川芎、黄芪等制成片剂，每次5～8片，每日2～4次口服，4周为一疗程。

144. 民间用于治疗消化性溃疡的验方有哪些

在我国民间有许多用于治疗消化性溃疡的有效验方，简便而具有实效，现将有关资料记载的其中部分常用效验方介绍如下。

（1）海螵蛸50g，姜半夏5g，将海螵蛸用小火炒至微黄有香气为止，与姜半夏共研细末混匀，每次5g，日服3次，温开水送下。

（2）煅牡蛎15g，煅鸡蛋壳（去内皮）15g，在锅内炒干后共研细粉，每次6g，1日3次，开水送服。适于消化性溃疡胃酸过多者。

（3）海螵蛸30g，黄连10g，干姜10g，共研细末，每次5g，1日3次，温开水

送服。

（4）鸡蛋皮若干，将鸡蛋皮去其内皮后烘干或在锅内炒黄后研极细末，成人每次4g，每日2次，温开水送下。

（5）瓦楞子200g，甘草25g，高良姜30g，3药共研细末，混匀，每次6g，每日3次。适于胃寒型消化性溃疡，表现为胃脘冷痛者。

（6）番石榴50g，焙干，研细末过筛，每次15g，饭前半小时服。

（7）桃仁、五灵脂各15g，微炒为末，每次3g，每日3次，温开水送服。适于血瘀型消化性溃疡，表现为胃脘刺痛、舌质紫黯者。

（8）姜黄18g，炒香附15g，研细末，每次3g，每日3次，温开水送服。适于气滞型消化性溃疡，脘腹胀痛明显者。

（9）淮山药30g，煅牡蛎30g，共研末。每次9g，每日3次，开水送服。适于消化性溃疡胃痛吐酸者。

（10）砂仁30g，海螵蛸120g，共研末。每次3g，每日3次，温开水送服。适于气滞型消化性溃疡，胃脘胀痛伴吐酸者。

（11）枳壳15g，白术15g，香附30g，槟榔10g，共研细末。每次用6g，每日3次，温开水送服。适于消化型溃疡气滞食阻者，症见脘腹胀闷、嗳气反酸。

（12）高良姜150g，炒茴香45g，炙甘草45g，丁香15g，共研为细末。每次6g，每日3次，温开水送服。适于胃寒型消化性溃疡，表现为胃脘冷痛、喜温喜按者。

（13）黄连30g，甘草5g，共研为末。每次3g，每日3次，温开水冲服。适于消化性溃疡内有郁热者，症见胃脘灼痛、心烦、苔黄。

（14）三七10g，海螵蛸60g，甘草30g，共研为末。每日早、晚各服5g，温开水送服。适于一般消化性溃疡患者服用，伴有出血倾向者更为适宜。

（15）甘草100g，研为细末。每次服2.5～5g，1日3次，温开水送服。可连服3～4周，适于一般消化性溃疡，服药期间应减少食盐摄入。

（16）白芍200g，甘草150g，冰片15g，白胡椒20g，共研细末，每日3次，每次服5g，饭前30分钟温开水送服。适于一般消化性溃疡患者服用。

（17）白藓皮根洗净，抽去硬芯，晒干后研成细粉。成人每日服2次，每次5g，空腹温开水送服。适于一般消化性溃疡患者服用，须连服3周。

（18）青黛30g，研为细末。每晚睡前温开水送服2g，连服3周。适于一般消化性溃疡患者服用。

（19）黑枣、玫瑰花适量。将黑枣去核与玫瑰花同置于罐内，放入锅内蒸烂食用，每次食5枚黑枣，1日3次。

（20）新鲜干槟榔8g，用清水150ml浸泡1小时，再用温水煎煮2次，得药液50～70ml。每日上午空腹口服1次，2周为1个疗程。对与幽门螺杆菌感染有关的消化性溃疡及其他疾病有良效。

（21）当归90g，研为细末。每次口服4.5g，1日3次。适于消化性溃疡合并出血的患者，疗效确切。

（22）白及粉4.5g，血竭粉1.5g，混匀为1次口服量，温开水调成糊状，每日服3～4次。适于胃、十二指肠溃疡合并出血的患者，一般在5天内止血。

（23）珍珠层粉260g，生研细末。口服每次2.5g，每日3次，饭前半小时温开水送服。治疗胃溃疡有较好疗效，须连服5周。

（24）青石500g（研末，过120目筛）、延胡索50g（研末，过100目筛）、红糖500g。先将红糖放入锅内（铁、铝、砂锅均可），加水适量，小火溶化，再加青石粉、延胡索粉，搅拌均匀，如饴糖状，倒在木板上（上下撒青石粉以免粘连），用擀面杖轧成薄片（0.5～0.7cm厚），趁热用菜刀切成小方块（3cm^2），待凉即成。每日3次，每次2～3块，于饭前1小时服。治疗十二指肠球部溃疡，效果较好。

（25）甜瓜子20～30g，加水400ml，佐适量蜂蜜，煎沸20分钟，温服，1日2次，1个月为1个疗程。适用于治疗十二指肠球部溃疡。

（26）海螵蛸120g，川贝目120g，三七粉20g。白及20g，共研为末。每次服10g，日服2次。适于治疗胃、十二指肠溃疡，效果良好。

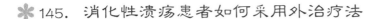

✱ 145. 消化性溃疡患者如何采用外治疗法

（1）取生附子30g，巴戟天30g，炮姜30g，炒茴香30g，官桂21g，党参15g，白术15g，吴茱萸15g，炒白芍15g，白茯苓15g，良姜15g，甘草15g，木香12g，丁香12g，沉香末9g，麝香1g，麻油、黄丹各适量。以上前14味共研粗末，再将麻油加热至沸，入药末炸枯，过滤去渣，再熬炼成膏，至滴水成珠为度，加入黄丹，兑入麝香、沉香末，捣搅均匀，摊成膏药，用法：用时将药膏温化，趁热贴敷于中脘穴和脾俞穴，3天换药1次，双侧交替用药，亦可同时贴用。具有补脾益气，祛寒止痛的功效。适用于消化性溃疡。

（2）取吴茱萸5份、白胡椒2份、丁香1.5份、肉桂1.5份。上药共研细末。取药末10g与酒炒热，分贴于中脘、胃俞、脾俞、肝俞、胆俞、足三里、内关穴中的任意两个穴位，胶布固定，每日换药1次，每次只贴敷两个穴位，交替使用。10次为一疗程，间歇5天再继续下一疗程。适用于消化性溃疡。

（3）取仙人掌适量，去刺捣烂，用消毒纱布包裹。将消毒纱布包置于脐上，用胶布固定，每日1次。适用于消化性溃疡出血，以及热性胃痛。

✱ 146. 消化性溃疡患者如何采用矿泉疗法

洗矿泉水澡对胃病患者也有好处，矿泉水中的水溶性离子可通过皮肤与体内进行物质交换。萎缩性胃炎可用单纯泉水浴疗。沐浴时间以水温来调节，如水温近乎体温，宜长些，水温高于体温则短些，一般是20~30分钟，每10~15次为一疗程。消化性溃疡可用单纯泉（水温在25℃的地下水）、食盐泉（每升含食盐1000mg以上的地下水）、重碳酸钠泉、硫磺泉和氡泉等浴疗，也可口服单纯泉水、重碳酸盐泉水治疗。

饮用矿泉水可避免甜饮料中的过多热量带来的种种弊端，深层泉水无污染，水质甜，纯天然，是大自然赐给人们的绝妙礼物。饮用矿泉水可去除胃内炎性物质。促进胃黏膜血液循环。溃疡病患者以饮用重碳酸盐矿泉水为好，可中和过多的胃酸，有利于溃疡的愈合。单纯温泉饮用后可轻度刺激胃肠黏膜，促进胃肠蠕动和分泌，有助于消化。泉水有促进新陈代谢和利尿作用，对代谢性疾病有辅助治疗作用。碳酸泉水中的碳酸有促进胃、肠、胰的分泌作用，可增强消化和排泄功能。弱硫化氢泉水有促进胃液的分泌作用。氡泉可促进胃液分泌，一般认为，高浓度氡泉治疗效果明显。浓度较低的氯化钠泉水饮用可促进唾液、胃液、胆汁及胰腺分泌，增进胃肠蠕动和食欲，并有通便作用。

✳ 147. 消化性溃疡患者如何自我按摩

（1）按摩足三里：足三里是足阳明胃经之合穴。因为脾胃为后天之本，气血生化之源，所以经常按摩足三里可以调节和振奋脾胃机能，促进多种消化酶的分泌，帮助消化，同时提高机体免疫力。

（2）上腹部按摩：上腹部是脾胃两经循行之处，经常按摩腹部可以促进气血流通，调和脾胃气机，帮助溃疡康复。方法是于睡前平卧床上，右手掌心向下平放于上腹部，左手轻压于右手背上，以轻力向下压并同时向右下腹按摩，经过中下腹、左中腹，最后回至上腹部。一般连续反复30周，更换左右手位置，反方向按摩30周。本法具有促进胃肠蠕动及胃肠壁毛细血管血流灌注的作用，因而有利于溃疡的愈合。

（3）一指禅疗法：用自己右手大拇指掌面自剑突下沿左肋缘下推，再以背侧指关节沿着左肋缘上收，这样反复推收，直到局部发热。由于反复地一推一收按摩局部，可以促进胃部血液循环，增加胃蠕动，提高胃的生理功能，所以可以作为治疗消化性溃疡的一个重要手段。

（4）手掌按摩：机体的功能活动均可反射到手掌处，因而可以实施手掌区域按摩疗法。方法是用拇指根部鼓起的部位（即大鱼际外上方），以其为中心，用拇指强力按压，也可顺便按摩该部位周围感到疼痛之处。左右手交替按摩约5分钟。本法适用于胃与十二指肠溃疡胃酸分泌较多的患者。

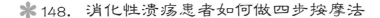

❋ 148. 消化性溃疡患者如何做四步按摩法

按摩疗法对症状改善和溃疡愈合有一定效果，但有出血或穿孔倾向时不宜进行，以免病情加剧或延误治疗。

（1）推背：患者取俯卧位，术者站于患者体侧，用拇指或四指平推背部两侧（沿膀胱经从上推到下腰部），着重推下背部，使背部有发热感，5～10分钟。

（2）推穴位：用拇指尖推背部两侧脾俞、胃俞穴，或推背部检查时发现的敏感点或区，每次推到使之得气为度。每个穴位或敏感点推1分钟左右，也可采用上述部位指掐和指振法，使之得气。

（3）揉腹：患者仰卧位，先顺时针方向用手掌摩或揉腹部，然后取上脘、中脘穴，指掐或指振法，使之得气。最后，再轻揉腹部，3～15分钟。

（4）最后取四肢穴位，如上肢的合谷、内关、神门穴，下肢的足三里、三阴交等穴，用指掐或指振法，使之得气。

❋ 149. 消化性溃疡患者如何揉腹

这是我国民间常用的一种医疗保健方法，主要是通过揉按腹部一些穴位和部位，直接按摩和牵拉腹内脏器，加快腹部血液循环，刺激胃肠和肠膜上的神经感受器，在中枢神经系统的调节下，引起迷走神经兴奋，从而促进胃肠平滑肌收缩，使其蠕动加强。同时也能促进胃液、胆汁、胰液和小肠液的分泌，增强胃肠对食物的消化和吸收功能，促进肝脏对糖、蛋白质、脂肪的代谢及解毒保护作用。因此，揉腹功适用于消化性溃疡、十二指肠球部溃疡、慢性胃炎、胃肠神经官能症、结肠炎及习惯性便秘等胃肠疾病。

（1）姿势：可采用坐位或仰卧位。坐时，上身要端正，两足平放在地上并比肩稍宽。仰卧位时，两膝微弓起，两足微分开，足跟着床。冬季或气温低时也可仰卧床上盖被揉或坐于被窝内披衣揉。

（2）方法

1）揉中脘穴：用右手中三指的指腹按在心窝处，左手中三指压在右手的中三指上，两手同时用力，以顺时针方向围绕着中脘穴（胸剑联合至脐孔连线的中点，轻轻按揉36圈）。

2）揉肚脐：用右手中三指的指腹（左手放法同上）从肚脐左边开始，以顺时针方向绕肚脐轻轻按揉18圈。然后，换用左手，从脐右边开始，以逆时针方向绕肚脐轻轻按揉18圈。

3）揉气海、关元穴：用右手中三指的指腹（左手放法同上）从气海穴开始，向左下方，再经关元穴到右上方，再回到气海穴，如此旋揉为一圈，共揉18圈。然后用左手向相反方向再轻轻按揉18圈。

4）推任脉：用一手中三指的指腹（另一手的中三指压放其上）从心窝处，顺着腹中线向下轻推至耻骨联合处。然后两手分开，仍用中三指的指腹分别向外，边揉边走，再向上沿着乳头下线旋转按揉至肋弓下，再向心窝处，最后两手仍回到心窝部为一圈，推揉36圈。

5）揉满腹：左手叉腰（拇指在前），四指捏在腰肾处不动（卧位时，左手位置不限），右手掌从右下小腹部（右髂窝部）开始向上轻轻推擦，经右上腹季肋部（乳线下），左季肋部，再至左下小腹部（右髂窝部）。最后回到右下腹部为一圈，如此推18圈。然后左手掌再以同线路，反向推揉18圈。

6）点按揉转：①点：用中指或中三指的指点按中脘、关元、气海等穴位，向下点按，然后慢慢抬起，算作1次。一个穴位可点按5～7次。②按：是以掌根推按腰肾。按前两手先放于体侧腰肾部位，指尖向前，拇指紧贴肋弓下缘，当掌根用力向内前方挤按时，腹部鼓出，掌根松开时，腹部反弹回原处，一按一松为一次，连续按松9次。③摇转：两手移到膝上。（两腿盘坐）上体先顺时针方向摇转9圈，再反时针方向摇转9圈，幅度逐渐加大。

（3）特别提醒：每日可做2～3遍，早晚进行，每个动作的练习次数，应依身体状况而灵活掌握。在疾病发作时，按摩次数可以大大增加。按揉后觉得浑身舒服，轻松，无疲劳感为度。按揉时要精神集中，呼吸自然，要做到"手到心至"。按揉时要解开衣裤直接按摩，隔衣按摩效果差。动作轻而缓慢，连绵不断。不能过分用力，以免伤及内脏。有时在按揉以后，由于胃肠蠕动增强了生理功能的变化，往往会出现肠鸣、放屁、嗳气、腹内温热感或易饥饿，甚至有便意或尿意等现象，这都是正常反应。妇女在妊娠期间禁止揉腹。腹内有恶性肿瘤或是胃肠穿孔，内脏出血和腹膜炎等急腹症患者，也要绝对禁止揉腹。腹壁有急性感染时，局部不要按摩。女子月经期间一般可以揉腹，下腹可以轻揉或不揉，但要注意不要受凉，在过饥或过饱时不要揉腹。如有便意应先排除，然后再揉。

✹150. 如何为消化性溃疡患者指压治疗

方法1

（1）拇指指尖置于内关穴上，示指指尖置于该穴背面（即外关穴处），两指用较重力量切按，每隔20秒钟放松数秒钟，反复切按3～5分钟，以局部出现胀重感为宜。此法适合胃、十二指肠溃疡伴有疼痛、呕吐、嗳气、反酸等症状的治疗。

（2）拇指指腹用重力扣按梁丘穴，每隔半分钟放松10秒钟，反复扣按3～5分钟，直至局部出现明显胀痛感为止。此法常用于胃部疼痛不止的治疗。

（3）拇指指腹用力扣按胃俞穴，每隔20秒钟放松数秒钟，反复扣按5分钟，直至局部出现较重酸胀感为止。此法有一定的解痉止痛作用。

（4）拇指或中指指腹轻轻揉按足三里，持续3～5分钟，以局部出现轻微酸胀感为宜，此法可治疗腹胀、便秘、泄泻等症状。

（5）拇指指尖置于公孙穴上，其余四指置于足背，拇指用较重力量切按该穴，每隔20秒钟放松3～5秒钟，反复切按2～3分钟，以局部出现明显酸胀感为佳。此法对治疗胃部疼痛有较好疗效。

（6）示指指端点冲按压太冲穴，用力逐渐加重，每分钟按压200次左右，持续1～2分钟，以局部出现明显胀痛为宜。此法尤适合胃、十二指肠溃疡伴有呕吐酸水者。

方法2

（1）用掌面紧贴脘腹部，按顺时针方向轻柔按摩5分钟，以温热为度。

（2）用拇指按揉犊鼻穴下3寸，胫骨前嵴外1横指处的足三里2～3分钟，以左侧为主，以酸胀为度。

（3）用拇指按揉髌骨外上缘上2寸的梁丘穴1～2分钟，以酸胀为度。

酸胀用拇指指端按揉第1跖骨底的前缘，赤白肉际处的公孙穴1～2分钟，以酸胀为度。

（4）患者俯卧位。用㨰法沿背部两侧膀胱经自上而下往返治疗1～2分钟，着力宜轻柔、渗透。

（5）用拇指按揉第9胸椎棘突下，旁开 1.5寸的肝俞穴2～3分钟，以酸胀为度。

（6）用拇指按揉第10胸椎棘突下，旁开1.5寸的脾俞穴2～3分钟，以酸胀为度。

（7）用拇指按揉第12胸椎棘突下，旁开1.5寸的胃俞穴2～3分钟，以酸胀为度。

（8）直擦背部两侧膀胱经，横擦肝俞、脾俞、胃俞穴 用小鱼际擦法直擦背部两侧膀胱经，以透热为度。用掌擦法横擦肝俞、脾俞、胃俞穴1～2分钟，以温热为度。

151. 如何为消化性溃疡患者捏脊治疗

溃疡病根据不同表现分为病邪犯胃型、肝气犯胃型、脾胃虚弱型、气滞血瘀型四型，根据各型特点可分别辅以不同的捏脊手法进行治疗。

（1）病邪犯胃型：胃脘疼痛突然发作，畏寒喜暖，得热痛减，遇寒加剧，口不渴或喜热饮。若有食滞者则见胃脘胀痛、嗳腐吞酸，或有呕吐、大便不爽，苔白或腻，脉紧或滑。治宜温胃止痛，消食导滞。捏脊时令患者取俯卧位，术者以常规捏脊手法从长强穴捏至大椎穴，连续操作10遍。手法用力中等，从第2遍开始重按脾俞、胃俞穴3～5次，至背部皮肤发红。可配合揉涌泉穴、三阴交穴。

（2）肝气犯胃型：胃脘胀满，攻撑作痛，连及胁肋，嗳气频繁，大便不畅，每遇情绪变化而使病情加重，苔薄白，脉弦。治宜疏肝理气止痛。捏脊时令患者取俯卧位，术者以常规捏脊手法从长强穴至大椎穴来回捏拿10遍，每捏拿一遍后重按肝俞、大椎穴5～8次，按胆俞、膈俞3～5次。可配合一指禅推揉膻中穴，轻揉章门、期门穴。

（3）脾胃虚弱型：胃痛隐隐，泛吐清水，喜暖喜按，纳食减少，神疲乏力，重者手足不温，大便溏薄，舌淡苔薄白，脉沉细无力。治宜健脾补肾，温中止痛。捏脊时令患者取俯卧位，术者以常规捏脊手法从长强穴捏至大椎穴，重点捏拿部位在第7～12胸椎之间，手法可较重，以皮肤发红发热为度。疼痛剧烈者，可在背部重按压痛点，按顺时针方向按压。每捏一遍后，对脾俞、胃俞、肾俞、意舍等俞穴按顺时针方向按1～2分钟。

（4）气滞血瘀型：胃脘疼痛。痛有定处而拒按，或痛有针刺感，食后痛甚，或见吐血便黑，舌质紫黯，脉涩。治宜行气活血，通络止痛。捏脊时令患者取俯卧位，术者以常规捏脊手法从长强穴捏至大椎或风府穴，手法可稍重或先轻后重，以患者自觉背部皮肤微痛，皮肤潮红有热感为度，捏拿10～15遍。从第5遍开始可加重按脾俞、胃俞、胆俞、脯俞及压痛点3～5次，可配合以轻手法在腹部按顺时针方向按摩。

152. 消化性溃疡患者如何做足部按摩

足部按摩对胃与十二指肠溃疡的主要作用是能增强胃与十二指肠的消化功能，调节各神经系统的张力与减轻胃平滑肌的痉挛，制止胃酸分泌，解除上腹部疼痛。又通过改善血液循环，增强排泄功能而使溃疡面愈合。按摩重点为胃与十二指肠反射区。如胃酸过多者多按摩甲状旁腺反射区；上腹部疼痛及恶心、呕吐时，多按摩腹腔神经丛反射区。

153. 消化性溃疡患者如何针灸治疗

取穴：取中脘、内关、足三里、合谷等为主穴。脾胃虚寒加脾俞、胃俞、梁门、建里；肝胃不和加肝俞、胃俞、太冲；胃阴不足加梁丘、太溪、阴陵泉；瘀血内阻加血海、膈俞、三阴交；胃中蕴热加胃俞、丰隆、天枢。

施术：虚证用提插捻转补法，实证用平补平泻法，每日或隔日1次，10次为一个疗程。疗程间隔3～5天。

154. 消化性溃疡患者如何耳针治疗

取穴：脾、胃、十二指肠、皮质下、口、三焦、交感、神门、肝、膈。

施术：用毫针或电针法，每次4～5个穴位，两耳交替使用，急性期用强刺激，每日1次，缓解期用弱刺激，每2～3日1次。

155. 消化性溃疡患者如何艾灸治疗

方法1

取穴：脾俞，胃俞，中脘，足三里，内关，章门，阳陵泉，太冲。

灸法：①艾条灸：点燃艾条，火头距离穴位处皮肤2～3cm进行熏烤，使皮肤有较强的刺激感，火力要壮而短促，以达消散邪气之效，每穴灸约5分钟，若皮肤产生小疱，任其自然吸收，但不要产生大的瘢痕，刺激以能忍受为度。②艾炷灸：在穴位涂上大蒜汁，以黏住艾炷，选用标准大中艾炷施灸，可吹火使艾炷燃烧加快，当穴下产生强烈刺激感时即去除艾炷。一般灸3～10壮，适用于慢性顽固性病症。③艾炷隔姜灸：穴位上放2mm厚的生姜片，中穿数孔，生姜片上放艾炷，每次选3～5穴，每穴灸3～10壮，隔日1次，7～10天为一疗程。

用途：适用于肝胃气滞型消化性溃疡，证见胃脘胀间而痛，或攻串两肋，嗳气吞酸，两肋胀满，口普，舌淡红，苔薄白，脉弦。

方法2

取穴：脾俞，胃俞，中脘，足三里，内关，章门，太冲，行间，内庭。

灸法：①艾条灸：点燃艾条，火头距离穴位处皮肤2～3cm进行熏烤，使皮肤有较强的刺激感，火力要壮而短促，以达消散邪气之效，每穴灸约5分钟，若皮肤产生小疱，任其自然吸收，但不要产生大的瘢痕，刺激以能忍受为度。②艾炷灸：在穴位涂上大蒜汁，以黏住艾炷，选用标准大中艾炷施灸，可吹火使艾炷燃烧加快，当穴下产生强烈刺激感时即去除艾炷。一般灸3～10壮，适用于慢性顽固性病症。③艾炷隔姜灸：穴位上放2mm厚的生姜片，中穿数孔，生姜片上放艾炷，每次选3～5穴，每穴灸3～10壮，隔日1次，7～10天为一疗程。

用途：适用于胃热淤盛型消化性溃疡，症见胃脘灼痛，痛势急迫，烦躁，泛酸嘈杂，口干口苦，大便干结后红苔黄，脉弦或数。

方法3

取穴：脾俞，胃俞，中脘，足三里，内关，章门，关元，气海。

灸法：①艾条温和灸：艾条火头距离穴位3cm左右进行熏烤，使火力温和缓慢适入穴下深层，皮肤可有温热舒适而无灼痛感。每次选4～5穴，每穴灸10～15分钟，至皮肤稍起红晕即可。每日灸1次，5～7次为一疗程。②艾炷无瘢痕直接灸：将施灸穴位涂敷少许凡士林油以黏住艾炷，用中小艾炷，放小艾炷点燃，皮肤感到灼痛时即去除艾炷，更换新艾炷续灸，连灸3～7壮，穴下皮肤充血红晕为度。③艾炷隔姜灸：穴位上放2mm厚的生姜片，中穿数孔，生姜片上放艾炷，每次选3～5穴，每穴灸3～10壮，隔日1次，7～10天为一疗程。

用途：适用于脾胃虚寒型消化性溃疡，证见胃痛绵绵，空腹为甚，喜温喜按，得食则缓，犯吐清水，神疲乏力，大便溏薄，手足不温，舌淡，苔白，脉虚弱或迟缓。

方法4

取穴：脾俞，胃俞，中脘，足三里，内关，章门，膈俞，血海，三阴交。

灸法：①艾条灸。点燃艾条，火头距离穴位处皮肤2～3cm进行熏烤，使皮肤有较强的刺激感，火力要壮而短促，以达消散邪气之效，每穴灸约5分钟，若皮肤产生小疱，任其自然吸收，但不要产生大的瘢痕，刺激以能忍受为度。②艾炷灸。在穴位涂上大蒜汁，以黏住艾炷，选用标准大中艾炷施灸，可吹火使艾炷燃烧加快，当穴下产生强烈刺激感时即去除艾炷。一般灸3～10壮，适用于慢性顽固性病症。③艾炷隔蒜灸。在穴位上放上3mm厚的蒜片，中穿数孔，蒜片上放艾炷企，每次每穴灸3～10壮，感到皮肤灼痛时即更换艾炷。

用途：适用于淤阻胃络型消化性溃疡，症见胃痛较剧，痛有定处，痛如针刺刀割，或有吐血黑便，舌质紫黯，或有瘀斑，脉涩。

�֎ 156. 消化性溃疡患者如何刮痧治疗

刮痧疗法是一种用光滑扁平的器具蘸上润滑液体刨括或用手指钳拉患处以达到治病目的一种简单自然疗法。人体皮肤富有大量的血管、淋巴管、汗腺和皮脂腺，它们参与机体的代谢过程，并有调节体内温度，保护皮下组织不受伤害的功能。刮痧的机械作用，使皮下充血，毛细孔扩张，秽浊之气由里出表，体内邪气宣泄，把阻经滞络的病源呈现于体表；使全身血脉畅通，汗腺充溢，而达到开泄腠理、痧毒从汗而解。此外，刮痧术通过经络腧穴刺激血管，使人体周身气血迅速得以畅通，病变器官和受损伤的细胞得到营养和氧气的补充，气血周流，通达五脏六腑，平衡阴阳，可以产生正本清源、恢复人体自身愈病能力的作用。刮痧术通过经络腧穴对神经系统产生良性的物理刺激，其作用是通过神经系统的反射活动而实现的。通过刮痧手法刺激有关的经络腧穴，反射性地调节自主神经的功能。刮痧可以促进正常免疫细胞的生长、发育，提高其活性。刮痧还对消除疲劳、增强体力有一定作用。

消化性溃疡患者可刮肝俞、脾俞、胃俞、胃仓；点揉中脘、气海、关元；刮或点揉内关；刮梁丘、阳陵泉。

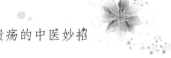

✱157. 消化性溃疡患者如何拔罐治疗

方法1

取穴：①肝俞，期门，胃俞；②中脘，足三里，脾俞。

施术：第一天选①组穴位。患者仰卧位，取口径3cm火罐，用闪火法在双侧期门穴拔罐10分钟；再令患者俯卧位。同前法在双侧肝俞穴和胃俞穴拔罐10分钟。第二天选②组穴位。患者仰卧位，取口径3cm火罐，用闪火法在中脘穴和双侧足三里穴拔罐10分钟；再令患者俯卧位，同前法在双侧脾俞穴拔罐10分钟。每日1次，每次1组穴位，两组交替进行，10天为一疗程。休息5天，进行下一个疗程。适用于肝胃气滞型消化性溃疡，症见胃脘胀痛，连及两胁，吐酸嗳气，嘈杂如饥，胸闷善怒，喜叹气，食欲缺乏。每因情绪波动而症状加重，舌苔薄白，脉弦。

方法2

取穴：①大椎，脾俞。②中脘，胃俞。

施术：第一天选①组穴，患者俯卧位，取口径3cm陶罐，用闪火法在大椎穴和双侧脾俞穴各拔罐15分钟。第二天选②组穴，患者仰卧位，取口径3cm陶罐，用闪火法在中脘穴拔罐15分钟，再令患者俯卧位，同前法在双侧胃俞穴拔罐15分钟。每日1次，每次1组穴位，两组交替进行，10次为1个疗程。适用于脾胃虚寒型消化性溃疡，证见胃脘隐痛，喜暖喜按，受凉或劳累后易发病或加重，面色苍白，神疲乏力，手足欠温，泛吐清涎，大便稀薄，舌质淡，脉沉细。

方法3

取穴：肝俞，胃俞，中脘，足三里。

施术：患者仰卧位，先用三棱针在中脘穴和足三里穴点刺三下，然后用口径3cm玻璃火罐拔在点刺穴位上5分钟，再令患者俯卧位，同前法在双侧胃俞穴和双侧肝俞穴拔罐5分钟。每日1次。5次为1个疗程。适用于肝胃郁热型消化性溃疡，证见胃脘疼痛，并有灼热感，进食后疼痛无明显缓解，或食后加剧，口干而苦，吞酸嘈杂，心烦易怒，舌红苔黄，脉象弦数。

方法4

取穴：阿是穴。

施术：在脊柱第七胸椎（平齐于肩胛骨下角）向下，旁开1.5寸处逐点按压，有明显压痛点之后，以此点为中心，闪罐5～10下后留罐5分钟，或将罐内装入1/2～1/3生姜汁，用投火法或抽气罐留罐5～15分钟。每周2次，10次为1个疗程，疗程间隔7天。

方法5

取穴：中脘、胃俞、足三里、内关，脾胃虚寒加脾俞、大椎，肝胃不和加肝俞、期门，胃阴不足加脾俞、心俞、三阴交，瘀血内阻加膈俞、地机，胃中蕴热加下脘、大肠俞。

施术：将穴位分成二组，可采用针后拔罐，或留针拔罐。吸拔10～15分钟。隔日1次，10次为1个疗程，疗程间隔3～5天。

方法6

取穴：①大椎、肝俞、脾俞；②身柱、胃俞、中脘。

施术：两组穴交替使用，每次用一组。在选定的穴位上，用三棱针点刺3下，然后将大小适宜的火罐，用镊子夹住乙醇棉球，点燃棉球后，伸入罐内旋转1圈即退出，再速将罐扣在点刺的穴位上，使之出血。留罐10～15分钟。而后将罐起下，擦净血迹。每日或隔日1次。

❋ 158. 消化性溃疡患者如何敷贴治疗

敷贴疗法又称为"外敷法"，是最常用的天然药物外治方法之一。它是将鲜药捣烂，或将干药研成细末后以水、酒、醋、蜜、植物油、鸡蛋清、葱汁、姜汁、蒜汁、菜汁、凡士林等调匀，直接涂敷于患处或穴位。由于经络有"内属脏腑、外络肢节、沟通表里、贯串上下"的作用，不但可以治疗局部病变，并且也能达到治疗全身性疾病的目的。使用时可根据"上病下取、下病上取、中病旁取"的原则，按照经络循行走向选择穴位，然后敷药，可以收到较好的疗效。外敷天然药物有时会引起水肿、过敏，导致皮肤破损、细菌感染，并使病情加重。

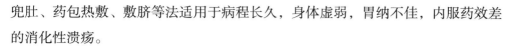

兜肚、药包热敷、敷脐等法适用于病程长久，身体虚弱，胃纳不佳，内服药效差的消化性溃疡。

（1）取吴茱萸15g，研末，每次取3～5g，用生姜汁调成膏状，敷在脐上用纱布固定，同时配以艾条悬灸。适用于胃脘胀痛，嗳气吞酸之肝气犯胃型消化性溃疡。

（2）取金铃子、青皮、延胡索、吴茱萸等份共研细末，每取3～6g。先用75％乙醇脐中局部消毒，然后趁湿将药粉填塞脐中，外加纱布以胶布固定，10天为1疗程，每天换1次药。适用于肝气犯胃型消化性溃疡。

（3）取附子、肉桂、炮姜、小茴香、丁香、木香、香附、吴茱萸各20g，共研成细末。加入适量的生姜汁，调和成膏状，制成梧桐子大小药丸，同时先取少量麝香（约0.1g）填入脐中，再将药丸压碎纳入麝香上面，外以胶布贴紧，每日1次，10天1疗程，适用于胃寒型消化性溃疡。

（4）取巴豆3粒、胡椒粉3g，公丁香3g，研细末，加入大枣肉10枚捣烂如泥，再加入适量的生姜汁调和如膏状，备用。每次取如蚕豆大小药膏，摊于纱布中央，贴于脐上，胶布固定，每日换药1～2次，10天为1个疗程。适用于胃寒型消化性溃疡。

（5）取白芷适量，烘干研细末，和面粉调匀，用生姜汁或醋调敷脐上。适用于胃寒型消化性溃疡。

（6）取仙人掌去刺捣烂，摊于纱布上敷脐，胶布固定，1日换药1次，10天为1个疗程。适用于胃热型消化性溃疡。

（7）取五灵脂、生蒲黄、乳香、没药各等份，共研成细末，用脱脂药棉黏附药粉呈小球状，然后塞于脐中，用胶布固定，每日换药1～2次，10天为1个疗程。适用于瘀血阻滞型消化性溃疡。

八、防治消化性溃疡关键在预防

🌸 159. 什么是消化性溃疡的一级预防

消化性溃疡的一级预防就是消化性溃疡的病因预防，或称根本性预防，即控制和消灭致病因素对健康人群的危害。主要采取增进健康和特殊防护两方面措施，具体方法如下。

（1）增强机体抗病能力：进行有关消化性溃疡方面的卫生知识教育，提高自我保健能力；建立良好的生活习惯；保持健康的心理状态，放宽心胸，正确对待心理冲突，不断增进适应能力；采用合理的营养和保养措施；进行经常而适度的体育锻炼。

（2）戒除不良嗜好：如戒烟、戒酒，少饮浓茶、可乐及咖啡。

（3）合理饮食：避免暴饮暴食，冷热适度，三餐规律，少食辛辣刺激性强的食物。

（4）避免服用损害同黏膜的药物：非甾体抗炎药[阿司匹林、吲哚美辛（消炎痛）、保泰松等]。激素及利舍平等药物。如为治疗所必须，可饭后服用，同时服用胃黏膜保护剂或制酸剂。

（5）及时治疗有关疾病：胃泌素瘤、Meckel憩室和甲状旁腺功能亢进症等病常可伴发消化性溃疡，应予及时治疗。

（6）减少人群中的幽门螺杆菌感染率：如分食制饮食措施、养成良好的卫生习惯、胃镜应消毒等。

✱ 160. 什么是消化性溃疡的二级预防

消化性溃疡的二级预防是指在消化性溃疡的临床前期（活动期）做好早期发现、早期诊断、早期治疗，防止或延缓消化性溃疡的发展。随着内镜技术的不断发展，已能对消化性溃疡进行早期诊断与鉴别诊断。因此，消化性溃疡二级预防的重点是加强治疗，防止复发。本阶段的治疗和防止复发措施一般都采用内科治疗方法。

内科治疗的目的在于：①缓解临床症状；②促进溃疡愈合；③防止溃疡复发；④减少并发症。但目前现有的各种疗法尚不能改变消化性溃疡的自然病程和完全预防复发。因此，必须采取预防与治疗相结合的措施。

消化性溃疡二级预防的主要措施一般都采用内科治疗的方法。

（1）一般治疗：①休息。急性发作时最好予以休息，既要体力的休息，又要身心的休息。②饮食。消化性溃疡的食谱须因人因时制宜，不必采用特殊的食谱。应细嚼慢咽，避免急食。急性活动期，以少食多餐为宜，一旦症状得到控制，应恢复一日三餐习惯。饮食要有足够的热量、蛋白质和维生素。夜间避免零食，睡前不宜进食。在急性活动期，应戒烟酒及刺激性食物。饮食不要过饱。③镇静。对少数伴有焦虑、紧张、失眠等症状的患者，可短期使用一些镇静药。

（2）药物治疗：①碱性抗酸药；②抗胆碱能药；③组胺H_2受体拮抗剂；④质子泵抑制剂；⑤胃黏膜保护剂；⑥其他，如人工合成前列腺素E等；⑦中医中药。

（3）预防消化性溃疡复发：①症状性自我监护治疗。当消化性溃疡复发出现疼痛症状时，服用全量抗溃疡药物至疼痛消失后即停药。②间歇疗法。消化性溃疡复发时进行4～8周正规的抗溃疡治疗或在有使溃疡复发的危险因素存在时服药。③维持疗法。溃疡愈合后，H_2受体拮抗剂的用量减半，进行1～2年的维持治疗。有复发者再正规抗溃疡治疗，无复发即停药。

✳ 161. 什么是消化性溃疡的三级预防

消化性溃疡的三级预防是对疾病进入后期阶段的预防措施，主要是对溃疡病患者采取控制、阻止或延缓并发症（大出血、梗阻、穿孔、癌变）、防止病残和促进健康等措施。其目的是减少痛苦，延长生命。具体措施如下。

（1）并发症的预防：①对于活动期消化性溃疡患者，应进行正规的内科药物治疗，同时注意合理饮食、休息、避免精神过度紧张、保暖、预防感染、禁用对胃十二指肠黏膜有损害的药物；②对久不愈合的溃疡及伴有中、重度异型增生的溃疡应提高警惕，定期复查胃镜以防癌变。

（2）外科治疗：主要适应证如下。①急性溃疡穿孔；②穿透性溃疡；③大量或反复出血；④器质性幽门梗阻；⑤胃溃疡癌变或癌变不能除外者；⑥顽固性或难治性溃疡。

（3）并发症的治疗：①大量出血。采取补充血容量，口服或胃管注射止血药物，胃内降温及内镜直视下止血措施。如采取以上措施后患者溃疡出血仍不止，则应考虑紧急外科手术处理。②急性穿孔。急性穿孔一经确诊就应禁食；放置管抽吸胃内容物，防止腹腔继续污染；静脉输液和使用抗生素以防止和控制感染。③幽门梗阻。治疗措施包括禁食，静脉输液；放置胃管抽吸胃内滞留物；全胃肠外营养疗法；口服或注射马受体拮抗剂；口服制酸药等。

✳ 162. 如何预防溃疡病出血

消化道溃疡是较常见的慢性病，溃疡病出血又是严重的并发症。常因日常生活中某些刺激因素诱发，患者可出现黑大便（柏油便），体力虚弱，出血较多者突然头晕眼花、心慌出冷汗，甚至晕倒，需要急救处理，溃疡出血怎样预防呢？

（1）避免过度劳累和精神紧张：胃、十二指肠溃疡患者，若平时不注意保养，过度紧张的工作、学习可引起体内儿茶酚胺增加，导致胃黏膜血管收缩，已发生溃疡的胃黏膜因而缺血缺氧，溃疡面会增大变深，如侵蚀血管，势必引起出血而危害健康。所以，平时应合理安排工作、学习和生活。

（2）避免暴饮暴食，避免饮酒：酒精直接刺激胃黏膜，使之充血、发炎，若原来就有溃疡，很容易使溃疡扩大，侵蚀血管而引起出血；一次进食过量加重胃的负担，不但刺激溃疡出血，还可能使溃疡空孔而引起严重的腹腔感染，危及生命。

（3）慎用对胃有刺激的药物：有些药，如阿司匹林、泼尼松、保太松、吲哚美辛（消炎痛）、去痛片、安乃近、四环素、硫酸亚铁等对胃黏膜有刺激，它们可破坏胃黏膜上皮细胞的黏蛋白层，其结果是，胃黏膜被消化食物的胃蛋白酶所消化，而产生糜烂出血。同时，这类药物由于胃酸的作用，还能直接破坏黏膜上皮细胞的脂蛋白层，使得黏膜发炎、出血。尤其是原来有溃疡病的人，更易出血。因而，有溃疡病时，尽量不要用对胃刺激较大的药物，必须用时，也应在饭后少量应用，并密切观察，防止溃疡出血。

溃疡病患者若平时能注意养，做系统的内科治疗，是可以避免严重并发症的。

❋ 163. 老年性胃溃疡如何预防

老年性消化性溃疡以初发、急性溃疡为多，其中有相当一部分患者与服用消炎痛、激素等药物有关。老年人患胃溃疡多于十二指肠球部溃疡，而中青年患十二指肠球部溃疡多于胃溃疡。老年性消化性溃疡患者中以巨大溃疡较多，所谓巨大溃疡是指十二指肠球部溃疡的面积大于或等于2cm×2cm，胃溃疡的面积大于或等于3cm×3cm。老年人患消化性溃疡，常常无典型的临床表现。所谓典型表现是具有"三性"，即慢性（病程长）、周期性（症状常在季节交替、气候转变时发作）、节律性（与饮食、饥饿等因素有关）的上腹疼痛或不适。但在60岁以上的消化性溃疡患者中，具有上述典型表现的只占20％～40％，有时即使有症状也很不典型。这可能与老年人神经反应迟钝，痛阈比较高，疼痛反应不明显有关。

由于老年性消化性溃疡症状不典型，不突出，故常常不引起患者的重视，当出现严重并发症时才来医院就诊。60～64岁患者中出现并发症者约占30%，而75～79岁患者出现并发症可增加到75%。其中最常见的并发症为消化道出血，大约半数患者有黑便而不伴呕血，随着年龄的增长，出血发生率增高，出血量也增大，而且出血难以控制。有40%左右的患者有反复出血。另一常见的并发症为溃疡穿孔，其发生率比青年人高出2～3倍。老年患者由于神经反应迟钝、痛阈较高，穿孔后腹膜刺激症状仍不典型，故不能及时去医院就诊，往往发展到弥漫性腹膜炎甚至感染性休克时才去医院就诊，故死亡率较高。

为了预防溃疡再发和消化道再出血，应该做到以下几点。

（1）生活要有规律，注意劳逸结合，保持心情舒畅，避免过度劳累、精神紧张。季节转换时注意保暖，戒烟戒酒，少吃或不吃刺激性的食物。

（2）尽量不用或慎用对胃黏膜有刺激的药物，如高血压患者要尽量避免用利舍平等降压药，如有关节炎等病变必须服用激素或吲哚美辛（消炎痛）等非甾体抗炎药时.应同时服用胃黏膜保护剂或抑制胃酸分泌的药物（H_2受体阻滞药、质子泵抑制剂等），如泰胃美，它属于H_2受体阻滞药，是一种较常用的抑酸剂，它能适度地抑制胃酸分泌，且不良反应也比较小。

（3）患者一旦出现上腹痛、腹胀、恶心等消化不良症状，应及时去医院就诊，并进行一些必要的检查。一旦发现有消化性溃疡，应遵医嘱作正规治疗并定期复查，直到溃疡全部愈合为止。

✳ 164. 如何预防十二指肠溃疡的复发

十二指肠溃疡的复发率很高。有人报道约有40%的患者在治愈的1个月内复发，3个月内的复发率为60%，半年内的复发率为80%。预防十二指肠溃疡复发，首先要去除诱发因素。如消除精神紧张，调整饮食，使进餐时间规律化，鼓励患者禁烟戒酒，避免大量摄入对胃有刺激的食物，因为这些因素都可以破坏胃和十二指肠的黏膜保护屏障，使十二指肠溃疡活动，特别是对刚刚治愈的十二指肠溃疡，溃疡局部的黏膜保护层较薄弱，极易受到破坏，所以去除诱发因素尤为

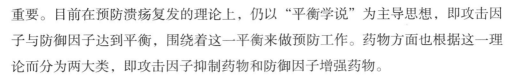

重要。目前在预防溃疡复发的理论上，仍以"平衡学说"为主导思想，即攻击因子与防御因子达到平衡，围绕着这一平衡来做预防工作。药物方面也根据这一理论而分为两大类，即攻击因子抑制药物和防御因子增强药物。

在攻击因子抑制药物中比较有代表性的药物有西咪替丁、雷尼替丁、法莫替丁、奥美拉唑等。西咪替丁常用的预防剂量为400mg每晚1次，连服3个月到半年。在服西咪替丁的同时应每个月查1次肝功。国外有文章报道，连服1年半的西咪替丁预防十二指肠溃疡的复发是安全的。雷尼替丁的预防剂量是150mg,每晚1次连服半年到1年，理论上雷尼替丁的作用比西咪替丁强，但在预防溃疡的复发上二者效果大致相近。在用雷尼替丁预防时也应定期复查肾功能，一般为3个月左右复查1次。法莫替丁预防剂量为20mg每晚1次，服用时间也在1年左右。奥美拉唑因价格贵，较难作为预防用药，国外有连服1年安全可靠的报道。

防御因子增强药物，也叫黏膜保护剂，现在越来越多的医生倾向于用这类药物来作为十二指肠溃疡的预防治疗。理由就是它的不良反应较少，与攻击因子抑制药物相比，更安全可靠。常用的药物有麦滋林-S、乐得胃、胃必治、胃必妥、胃必灵、胃康宁、胃速乐、迪乐、得乐，香砂养胃丸等。上述药物在预防十二指肠溃疡复发方面，以麦滋林-S的前景看好。麦滋林-S是日本进口的产品，它的主要成分是从绿色植物中提取的氨基酸，它的最大特点是对胃十二指肠黏膜的局部作用，而不进入血液，在黏膜表面起到消炎和促进组织上皮细胞增生的作用，服用方便和无任何刺激味道是其另一特点。麦滋林-S的常用预防剂量为0.67g，每日2次，可连续服药1～2年，服药期间无舌苔和大便颜色的改变。乐得胃、胃必治、胃必妥、胃必灵、胃速乐和复方甘铋镁这几种药物，在成分和功效上较为接近和一致。常服剂量为2片，每日3次，可连服半年，60％以上的患者在服用这类药物后有轻重不同的腹泻，且有大便变黑，这主要是药物中铋剂的作用，一般停药后都会得到纠正。胃康宁属中成药物，其主要成分是甘草素浸膏，它能促进胃、十二指肠黏膜分泌前列腺素，改善黏膜的血流供应，起到保护胃黏膜和消炎作用。常用预防剂量为2片，每日2次，可连服半年。迪乐、得乐是近几年、国内针对幽门螺杆菌而生产的药物，也属黏膜保护剂的一种，其杀灭幽门螺杆菌的作用是肯定的，由于它们还有促进胃、十二指肠黏膜修复的作用，所以也有人用来预防溃疡的复发。常用的预防剂量为1包，每日3次，餐前半小时用30ml温开水冲服效果最理想，预防溃疡复发的效果也较为肯定。这两种药物的主要成分是胶体铋，长期服用有胶体铋中毒的潜在危险，所以目前认为迪乐、得乐的服药时间以不超过2个月为宜，最多不要超过3个月。如果在服用迪乐或得乐期间出现头晕、平衡障碍等症状应立即停药。一般在停药后症状会很快消失。

针灸疗法也能预防溃疡病的复发，特别是耳穴埋豆法较为值得推荐，其特点是经济、方便。患者只需每周埋豆1次，减少了服药的苦楚和不良反应的危险，但其预防溃疡复发的效果尚有待更多的病例以总结经验。

✳ 165．如何防止消化性溃疡复发

消化性溃疡的诊治不难，但要彻底治愈，不再反复发作，却不是件易事。有文献报道，消化性溃疡复发率很高，1年为60％～80％，2年为90％～100％。患者对本病的认识不足，是复发率高的重要原因。

在消化专科的门诊中，经常会遇到这样的患者，他会主动告诉医师：他服了许多药，甚至包括最新问世的公认"好药"，但病情仍然不能彻底缓解。其实，上腹不疼，并不预示溃疡已愈合，更不是治愈的标准，目前有不少治疗溃疡的药物，患者连续服几天后都会有很好的止痛效果。不腹痛就停药，这是一些患者对本病认识的一个误区。对这类患者，只要告诉他们正确的服药方法，坚持足够的疗程，大多都能获得症状缓解，溃疡愈合的满意结果。即使如此，仍然有一部分患者，在经过若干时间后复发。

目前被多数学者所公认的防止复发的有效措施有以下几个方面。

（1）维持治疗，控制复发持续维持治疗：即溃疡愈合后，每日半量服药，通常维持服半年到1年，也有人多达数年者。每日用药剂量为西咪替丁0.4g，雷尼替丁0.15g，法莫替丁20mg，等等。这种治疗可控制80％～85％的病例不复发；其余15％～20％的病例需要增至治疗剂量，方可获得控制。奥美拉唑10mg每晚一次或每周的最后3天每晚20mg，也可作维持治疗之用。长期持续维持治

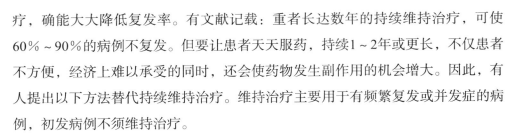

疗，确能大大降低复发率。有文献记载：重者长达数年的持续维持治疗，可使60％～90％的病例不复发。但要让患者天天服药，持续1～2年或更长，不仅患者不方便，经济上难以承受的同时，还会使药物发生副作用的机会增大。因此，有人提出以下方法替代持续维持治疗。维持治疗主要用于有频繁复发或并发症的病例，初发病例不须维持治疗。

（2）间歇全程治疗：即出现症状时给4～8周的全量治疗或到症状消失溃疡愈合时停药。

（3）症状性自我疗法（SSC）：出现症状即自行服药，症状消失即停药。

（4）根除螺杆菌，减少复发：文献报告，幽门螺杆菌阳性者的溃疡复发率显著高于阴性者，如能根除幽门螺杆菌，可使幽门螺杆菌阳性者的溃疡年复发率从50％～80％降至3％～10％，出血并发症降至接近0，这是一个很喜人的信息，一般认为，根除幽门螺杆菌理想的方案应具备：①根除率高达80％～90％以上；②副作用少；③疗程短；④价格合理。

目前根除幽门螺杆菌方案如下。

1）铋剂＋两种抗生素：①铋剂标准剂量+阿莫西林500mg+甲硝唑400mg，均每日2次，用2周。②铋剂标准剂量+四环素500mg+甲硝唑400mg，均每日2次，用2周。③铋剂标准剂量+克拉霉素250mg+甲硝唑400mg，均每日2次用1周。

2）质子泵抑制剂（PPI）+两种抗生素：①PPI标准剂量+克拉霉素500mg+阿莫西林1000mg，均每日2次，用1周。②PPI标准剂量+阿莫西林1000mg+甲硝唑400mg，均每日2次，用1周。③PPI标准剂量+克拉霉素250mg+甲硝唑400mg，均每日2次，用1周。

3）其他方案：①雷尼替丁枸橼酸铋（RBC）400mg替代推荐方案二中的PPI。②H_2受体阻断剂（H_2-RA）或PPI+推荐方案一，组成四联疗法。

注意事项：①方案中甲硝唑可用替硝唑500mg代替。②可用呋喃唑酮100mg代替甲硝唑400mg。③PPI+铋剂+两种抗生素组成的四联疗法多用于治疗失败者。

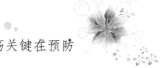

只要溃疡病患者及早就医，根除幽门螺杆菌和祛除诱因，大多数患者可免除溃疡复发的困扰。

✱166. 怎样选择服用预防胃溃疡复发的药物

预防胃溃疡复发的药物与治疗实用要大体相同，也有两大类，一类是攻击因子抑制药，另一类是胃黏膜的保护药，它们是根据溃疡的发病机制而应用的。因为胃溃疡的发病是由于胃酸分泌过多对黏膜的侵蚀，及保护胃黏膜的因素由于某种原因削弱所引起的，从这两类药物种选择一种即可。前一类药物中用的有：西咪替丁、雷尼替丁、法莫替丁、泰胃美等。以西咪替丁为例，服药量为400mg，每晚睡前服1次，但是西咪替丁的不良反应限制了它的大剂量和长期使用，因长期应用可出现男性乳房发育，少数老年人及肾功能不全者还可出现精神错乱，此外粒细胞减少、间质性肾炎、血清转氨酶升高等也偶有发生。雷尼替丁和法莫替丁的抗酸作用比西咪替丁强，副作用也明显小于西咪替丁，如果有条件可以服用，雷尼替丁150mg，每日1次；或法莫替丁20mg，每日1～2次。在应用这类药物时，应注意定期观察肝、肾功能的变化。黏膜保护药中常用的有麦滋林-S，迪乐、得乐、胃泰宁等。以迪乐为例，服用剂量可从每日4次逐渐减至每日1次，但长期用药，也有引起铋剂中毒的可能。以上两类药物比较，从安全的观点看，以选择黏膜保护药为宜。在众多的黏泌保护药中，值得推荐的是麦滋林-S。